DES

CYSTOCÈLES VAGINALES

COMPLIQUÉES DE CALCULS

AVEC OU SANS CHUTE DE L'UTÉRUS

PAR

M. Henri VARNIER
Interne des hôpitaux.

PARIS
LIBRAIRIE G. STEINHEIL
SUCCESSEUR DE H. LAUWEREYNS
2, RUE CASIMIR-DELAVIGNE, 2

1886

DES CYSTOCÈLES VAGINALES

COMPLIQUÉES DE CALCULS

AVEC OU SANS CHUTE DE L'UTERUS

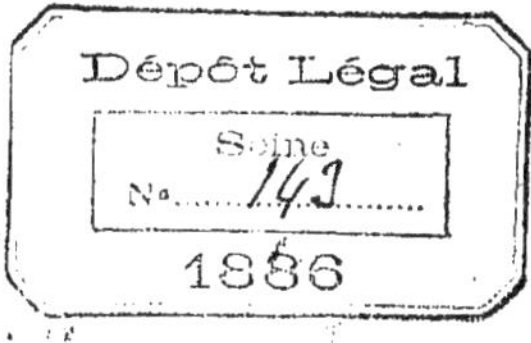

DES

CYSTOCÈLES VAGINALES

COMPLIQUÉES DE CALCULS

AVEC OU SANS CHUTE DE L'UTÉRUS

PAR

M. Henri VARNIER
Interne des hôpitaux.

PARIS
LIBRAIRIE G. STEINHEIL
SUCCESSEUR DE H. LAUWEREYNS
2, RUE CASIMIR-DELAVIGNE, 2

1886

DES CYSTOCÈLES VAGINALES

COMPLIQUÉES DE CALCULS

AVEC OU SANS CHUTE DE L'UTÉRUS

« *Il semble qu'après les travaux du siècle dernier on ne* « *puisse attendre de nos contemporains que des recherches sté-* « *riles sur les déplacements de la matrice. Mais, dans une* « *science où l'on se propose chaque jour d'approcher de la per-* « *fection, il se trouve toujours des observations nouvelles à faire,* « *soit pour donner plus de valeur à des préceptes déjà connus,* « *soit pour en établir de nouveaux.* » (Roberton. *Remarques sur le prolapsus de l'utérus et de la vessie durant l'état puerpéral. Edinb. med. and chir. Journ.*, avril 1834.)

Ayant eu l'occasion d'observer l'an dernier, dans le service de M. Théophile Anger dont j'étais l'interne, un cas de procidence de l'utérus et de la vessie compliquée de la présence de neuf pierres volumineuses dans la cystocèle, je fus amené à faire quelques recherches sur ce sujet dans les auteurs classiques et les traités spéciaux. Je ne tardai pas à me convaincre que la question y était peu ou pas traitée. Tandis que les lésions de la vessie, des uretères et des reins consécutives à la chute de l'utérus avaient, dès longtemps, été l'objet de mentions ou de mémoires importants de Virchow, Kiwish, Golding Bird, Philipps, Legendre et plus récemment de Ch. Féré, c'est à peine si quelques-uns des nombreux auteurs qui se sont occupés de l'étude du prolapsus utérin et de la cystocèle vaginale ont consacré quelques lignes à la présence possible de calculs dans le diverticule vésical, rappelant en passant trois ou quatre observations devenues classiques depuis le mémoire de Verdier à l'Académie de chirurgie. La démonstration de cette pénurie de documents, qui n'est pas spéciale à la littérature médicale française, ressortira d'ailleurs de notre historique.

Le seul travail d'ensemble qui ait été publié sur les pierres développées dans les cystocèles, depuis celui de Verdier sur les hernies de la vessie paru en 1743, est un mémoire de R. Leroy (d'Etiolles) qui, après une laborieuse enquête, n'avait pu réunir que 9 observations de calculs dans des cystocèles vaginales (1864). Les recherches que j'entrepris alors me montrèrent bientôt que cet unique mémoire renfermait des erreurs et des omissions nombreuses. J'ai pu, en effet, réunir 21 nouvelles observations publiées antérieurement au travail de Leroy. A ces 21 observations j'ai pu joindre, outre le fait qui m'est personnel, 8 cas semblables postérieurs à 1864. Il nous a semblé que de ces 39 cas, nous pouvions essayer de tirer l'histoire de l'affection calculeuse compliquant les cystocèles vaginales avec ou sans prolapsus de l'utérus.

HISTORIQUE.

Fr. Rousset, contemporain et ami de Paré, paraît être le premier qui ait signalé la présence de calculs dans une descente de la vessie accompagnant un prolapsus de l'utérus.

Son observation, perdue dans l'*Ystérotomatokias*, *id est Cœ-*

sarei partus assertio historologica (1), au chapitre *De analogica comparatione uteri secti cum incisione vesicæ calculosæ*, a échappé à Verdier et à Leroy (d'Etiolles); Rousset la tenait de deux chirurgiens du temps, Charlemagne et Jacques Bellays, qui, appelés près d'une femme de 66 ans atteinte d'un prolapsus complet de l'utérus irréductible par les moyens ordinaires, avaient senti des calculs dans la vessie herniée, incisé la cloison vésico-vaginale et retiré 11 pierres. En rapportant ce fait, Rousset ne songe nullement, comme on l'a dit (Bouilly, Voillemier, Chauvel), à préconiser l'incision vésico-vaginale (qu'il n'a pas imaginée) pour la cure des calculs vésicaux ; il n'a qu'un but : montrer que si la vessie herniée peut supporter un pareil traumatisme, elle le supportera *a fortiori* en sa place normale lors de taille hypogastrique, et il conclut de tout cela, par analogie, que l'opération césarienne peut et doit être pratiquée (2) !

L'histoire extraordinaire de la malade de Charlemagne et Jacques Bellays eut peu de retentissement ; et lorsqu'un siècle plus tard, Ruysch (1681) rencontra à nouveau (3) des calculs dans une cystocèle avec prolapsus utérin, il fut d'abord absolument dérouté et crut avoir affaire à des calculs de la matrice. Il faut dire à son excuse que l'étude anatomo-pathologique des chutes de l'utérus n'était même pas ébauchée à cette époque. On ne se doutait nullement alors que la vessie accompagnât presque toujours le prolapsus de l'utérus, ainsi que le prouve la lecture des observations VII et IX (p. 10 et 11) du recueil de Ruysch, où cet auteur relate, sans dire un mot de la situation

(1) Paris, MDXC, p. 257.

(2) Voir page 69.

(3) Fr. Ruyschii. *Opera omnia medico-chirurgica*. Amstelodami, 1737.

de la vessie, deux autopsies de procidences complètes et énormes de la matrice. De même Peyer, en 1682 (1), parlant d'une procidence de l'utérus, dit : « L'autopsie montra qu'il y avait procidence de l'utérus et inversion totale du vagin. Ajoutons, *ce qui est plus remarquable et tout à fait nouveau*, que la vessie urinaire déplacée avait également fait procidence. »

L'observation de Ruysch est une des plus détaillées que nous ayons pu trouver. Il s'agit d'une femme de 80 ans, portant depuis vingt ans un prolapsus utérin accompagné de difficulté et de douleurs horribles dans la miction. Appelé en consultation, l'habile chirurgien soupçonne une complication et sent en effet, en palpant la tumeur, des calculs dont la situation l'embarrasse quelque peu. Ils lui paraissent occuper l'utérus. Séance tenante, il fait une incision suivant l'axe longitudinal de la tumeur et retire, partie avec les doigts, partie avec des tenettes, 42 pierres. L'issue de l'urine par la plaie montra que les calculs siégeaient dans la vessie, ce dont on s'assura en injectant de l'eau par l'urèthre. La fistule vésico-vaginale ainsi produite fut, après plusieurs tentatives infructueuses, guérie au moyen d'une suture sèche fort ingénieusement appliquée par Bœkelmann.

Ruysch, on le voit, a fait faire, du premier coup, un pas considérable à la question ; car non seulement il décrit avec beaucoup de soin les symptômes de cette singulière complication de la chute de matrice, mais il en recherche les causes, indique l'opération qui lui est applicable et qui n'a guère été modifiée depuis, et montre que le rôle du chirurgien n'est pas seulement de tailler mais de prévenir la fistule consécutive. Il

(1) E. N. C., déc. 2, an. I, obs. 84.

a entrevu la taille vésico-vaginale avec suture bien avant la découverte des propriétés des fils métalliques (1).

Le fait de Ruysch reste, comme celui de Rousset, ignoré des contemporains; c'est en vain que dans le traité de Morand (2) on cherche une mention de la taille appliquée aux descentes de vessie avec pierres.

En 1700 Tolet publie, dans le *Journal des Sçavants* du 28 juin, la relation d'une opération identique à celles de Rousset et de Ruysch; le premier, il réduit le prolapsus utérin et vésical immédiatement après la taille; six jours après, guérison complète sans fistule.

Deux ans plus tard, Saviard (3) extrait un calcul de la vessie d'une jeune fille atteinte d'un prolapsus utérin qu'il avait commencé par réduire.

Dans son *Traité de l'opération de la taille*, Colot (4) rapporte, au chapitre de l'opération faite en deux temps, l'histoire d'une femme de 73 ans atteinte depuis neuf ans d'une descente de matrice de la grosseur d'une tête d'enfant, à laquelle il avait tiré de la vessie, après fragmentation, « une pierre monstrueuse par sa grosseur; non seulement elle remplissait la vessie, mais elle occupait encore tout son col et l'urèthre qu'elle avait étendu par son volume; elle sortait même au dehors de la longueur d'un pouce ».

Jusque-là, les observations de cystocèles vaginales ou autres, simples ou compliquées de calculs, étaient restées éparses. En 1732, J.-P. Divoux soutient, à Strasbourg, une thèse

---

(1) Voir page 71.

(2) Morand. *Extraction de la pierre aux femmes.* (*Opusc. de chir.*, in-8. Paris, 1700.)

(3) *Nouv. rec. d'obs. chir.*, in-8. Paris, 1702.

(4) Fr. Colot. *Traité de l'opération de la taille*, p. 198. Paris, 1727.

intitulée : *Dissertatio medico chirurgica de hernia vesicœ urinariœ* (1), dans laquelle, après avoir signalé les seules observations de Ruysch et d'Hartmann, il recherche les causes de la cystocèle vaginale et indique le traitement qui lui est applicable lorsqu'elle renferme des calculs.

Quelques années plus tard, Verdier (2), dans un mémoire présenté à l'Académie de chirurgie, consacre quelques pages à la descente de vessie lors de chute de la matrice et du vagin, et ajoute aux observations de Ruysch et de Tolet celle de Du Verney qui trouva à l'autopsie d'une femme portant une chute énorme du vagin, une cystocèle dans laquelle était renfermée une pierre d'un volume considérable. Précisant la situation de la hernie vésicale dans la duplicature formée par la chute de la portion antérieure du vagin, l'auteur insiste sur la compression qui en est la conséquence, et montre le premier que la stagnation de l'urine dans le cul-de-sac de la vessie est la cause principale de la formation des calculs. Cette complication n'est pas particulière aux cystocèles vaginales, et les nombreuses observations rapportées par Verdier montrent que, dans les autres variétés de hernie de la vessie, les mêmes conditions de compression amènent les mêmes résultats.

L'attention des chirurgiens une fois attirée sur ces faits et sur les rapports exacts de la vessie avec l'utérus et le vagin herniés, on pouvait espérer que de nombreuses observations allaient venir s'ajouter aux précédentes, et qu'un chapitre nouveau s'imposait désormais aux auteurs traitant des hernies de vessie et de la chute de matrice. Il n'en fut rien cepen-

(1) Haller (A.). *Disputat. chir. sel.*, t. III, p. 271. In-4. Lausanne, MDCCLV.
(2) *Mém. Acad. de chir.*, t. II, 1745.

dant; en effet, pour toute la dernière moitié du XVIIIe siècle, nous n'avons pu trouver qu'un fait de Levret (1); ce chirurgien a vu, à l'autopsie d'une femme de 70 ans ayant un prolapsus utérin, le cul-de-sac vésical tapissé d'une très grande quantité d'incrustations calcaires très friables.

Aussi voyons-nous Chopart (2) et Boyer (3), lorsqu'ils traitent de la cystocèle vaginale simple ou compliquant le prolapsus utérin, signaler à peine la présence possible de calculs dans la vessie herniée et les observations de Ruysch et de Tolet.

Raiffer (4), Jalade Lafond (5), Pernolet (6), Benzin (7), Capuron, sont plus muets encore sur cette question.

Avec le commencement de ce siècle s'ouvre une ère nouvelle et féconde pour l'histoire des cystocèles vaginales; dans l'espace de soixante ans, nous ne comptons pas moins de 14 observations de calculs dans des prolapsus vésicaux. La fécondité de cette période s'explique assez par les nombreuses recherches entreprises alors, sur les cystocèles vaginales et le prolapsus utérin, par Mme Rondet, Rognetta, Sabatier, Malgaigne, Jobert de Lamballe, Huguier, pour ne citer que les principaux. On examina dès lors plus attentivement les cystocèles vaginales, soit sur le vivant, soit sur le cadavre, et on

---

(1) Levret. *Obs. sur la cure rad. de plus. polypes de la matrice*, etc., p. 141 et 149. Paris, 1749.

(2) Chopart. *Traité des maladies des voies urinaires*, p. 127. Paris, 1792.

(3) Boyer. *Traité des maladies chirurgicales*, etc., t. VIII, p. 390, 4e éd. Paris, 1831.

(4) Raiffer. *Diss. sur le cystocèle*. Th. Paris. an XIII.

(5) Jalade-Lafond. *Descente de la matrice*. Th. Paris, an XIV.

(6) Pernolet. *Prolapsus de l'utérus*. Th. Paris, 1822.

(7) Benzin. *Diss. sur le cystocèle*. Th. Paris, 1815.

s'aperçut, par suite, que la pierre, dans ces conditions, n'était pas aussi rare qu'on l'avait cru.

Gagnare(1), Cloquet (2), Boivin et Dugès (3), Durand-Fardel (4), Cruveilhier, Morel-Lavallée (5), ont trouvé, à l'autopsie de femmes ayant des prolapsus utérins avec cystocèle, des pierres accumulées en nombre variable dans le cul-de-sac vésical.

Cruveilhier semble avoir observé souvent cette complication à la Salpêtrière; et, dans son grand Atlas d'anatomie pathologique (6), il insiste sur la difficulté dans l'émission des urines qui résulte du déplacement de la vessie. « De là le développement ou l'allongement de la vessie qui déborde presque toujours le pubis ; de là *les calculs urinaires qui sont si fréquents* dans ce cas. Ordinairement les calculs occupent la portion de vessie déplacée ; cependant j'ai vu, tout récemment, un cas dans lequel la portion de vessie déplacée en était exempte, tandis que la vessie proprement dite était entièrement remplie par un calcul conoïde aplati d'avant en arrière. *Cette pièce a été déposée au musée Dupuytren.* » Et plus loin (7) il ajoute : « Dans un cas où le bas-fond de la vessie avait été entraîné tout entier avec le vagin, j'ai trouvé, dans la portion déplacée, un calcul volumineux taillé à facettes avec plusieurs petits graviers. »

Jusqu'alors tous les cas dans lesquels, le diagnostic ayant été porté pendant la vie, l'opération de la taille avait été pra-

---

(1) *De la chute de matrice*, p. 15. Th. Paris, an XI.
(2) J. Cloquet. Th. concours, p. 122. Paris, 1831.
(3) *Traité pratique des maladies de l'utérus*, t. I, p. 113. In-8, Paris, 1833.
(4) *Bull. Soc. anat.*, 13e année, 1838, p. 304.
(5) *Bibl. du méd. prat.*, t. I, p. 363. Paris, 1843.
(6) 26e livraison, p. 3.
(7) 16e livraison, p. 5.

tiquée, s'étaient terminés de la façon la plus heureuse. L'observation de Blandin, présentée en 1842 par Ferra à la Société anatomique (1), vient montrer que, pour être plus aisée et plus simple en apparence que la taille vésico-vaginale, l'opération lors de cystocèle n'en est pas moins dangereuse dans certaines circonstances. Une femme de 51 ans avait, depuis son premier accouchement, une descente de matrice complète depuis vingt ans ; elle ne s'en était jamais occupée et entrait à l'hôpital pour une pneumonie. L'examen de la tumeur vulvaire fait reconnaître la présence de plusieurs calculs contenus dans la vessie qui a été entraînée dans le déplacement de l'utérus. Les accidents pulmonaires paraissant reconnaître pour cause les lésions vésicales, Blandin juge la taille immédiate nécessaire ; il pratique une taille uréthro-vésico-vaginale, et retire une masse énorme de calculs mous et blanchâtres qui remplissaient la vessie tout entière. Au milieu de cette masse comme plâtreuse se trouvent quelques calculs à facettes du volume d'une petite noix. La malade meurt cinq jours après, et on trouve, à l'autopsie, une double pleurésie, des abcès métastatiques dans le poumon et la rate, de la péritonite et une cystite purulente.

Ce cas malheureux fit l'objet d'un rapport de M. Gosselin (2); ce chirurgien fit remarquer que si tous les auteurs décrivent la procidence de l'utérus, beaucoup ont gardé le silence sur cette complication possible, la formation de calculs dans la vessie déplacée ; « deux faits de ce genre seulement sont consignés dans la science : l'un appartient à Ruysch, l'autre à Tolet. » Il y ajoute une observation de Gaubius (3), non dou-

(1) *Bull. Soc. anat.*, 1842, p. 149.

(2) *Bull. Soc. anat.*, 1842, p. 153.

(3) *Journal de médecine de Vandermonde*, t. II, p. 32, 1759.

teuse pour lui, mais dont les détails lui paraissent insuffisants pour qu'il en puisse tenir compte dans son rapport. Avec ces trois faits (Ruysch, Tolet, Ferra), M. Gosselin essaie de compléter l'histoire des chutes de matrice, montre l'imprudence qu'il y a à laisser non réduit un prolapsus, explique la formation des calculs par la stagnation de l'urine qui favorise les dépôts calculeux et fait quelques réserves à propos de l'opinion de Ruysch qui considère, au contraire, les calculs comme la cause de la chute de matrice et de vessie. Il pense que le pronostic est fâcheux, se prononce en faveur de la taille et contre la réduction immédiate après l'opération. Bref il touche, et de main de maître, à tous les points de la question, et il n'est pas douteux que si le temps ne lui eût manqué, il n'eût tracé du coup toute l'histoire de cette complication du prolapsus utérin.

J'ai dit plus haut que les travaux de la première moitié du siècle sur les cystocèles et le prolapsus utérin me paraissaient avoir eu une grande influence sur le progrès de la question qui nous occupe. Mais cette influence a été tout indirecte, et c'est en vain que nous chercherions dans la plupart de ces mémoires des documents nouveaux sur la complication calculeuse du prolapsus vésical.

Rognetta (1) n'en parle même pas; Laugier (2), Désormeaux et P. Dubois (3) ne font que la signaler.

Jobert de Lamballe (4), après avoir fait une rapide revue de l'historique de la cystocèle, cite les observations de Du Ver-

(1) *Consid. sur la cystocèle vaginale.* Paris, 1832.

(2) *Dict. en* 30 *vol.*, art. CYSTOCÈLE, t. XXX, p. 748.

(3) *Dict. en* 30 *vol.*. t. XXX, p. 334 et 473 (VAGIN, PROLAPSUS DE L'UTÉRUS).

(4) *Mém. de l'Acad. de méd.*, t. VIII, 1840.

ney et Ruysch, y ajoute 3 cas de cystocèle vaginale simple sans calculs, et dit : « Voici à peu près les seuls faits que j'ai rencontrés dans les différents ouvrages des auteurs anciens. »

Huguier, dans son mémoire sur l'allongement hypertrophique du col (1), pour justifier l'opération qu'il propose, dit, page 429 : « Ces malheureuses femmes sont exposées à voir « des calculs se développer dans la portion de la vessie entraî« née par l'utérus. » Il cite seulement à l'appui de cette assertion, outre une observation personnelle (2), 11 des faits que nous avons rapportés jusqu'ici, et cependant il croit « avoir à « peu près lu et analysé tout ce qui a été écrit sur ce sujet, de« puis un siècle et demi. » L'une de ces observations a trait à la pièce n° 348 (3) du musée Dupuytren : « On ne sait, dit Huguier, « par qui elle a été donnée au musée, bien qu'elle soit la plus « rare. » Il suffit de rapprocher la description qu'il en donne (4) du fait de Cruveilhier, rapporté plus haut (5), pour se convaincre que ces deux observations n'en font en réalité qu'une seule.

Quant à l'observation de Colot, citée par Huguier, ayant trait à une malade atteinte d'un prolapsus complet de la matrice qui guérit en huit jours d'une taille suivie de l'extraction de 5 calculs, elle n'existe pas. Il y a évidemment ici confusion, c'est de Tolet (6) que Huguier a voulu parler.

Legendre (7) et Drouet (8) n'apportent non plus aucun docu-

---

(1) *Mém. de l'Acad. de méd.*, 1859.
(2) *Loc. cit.*, obs. XXIV.
(3) Cette pièce porte le n° 557 sur le dernier catalogue.
(4) *Loc. cit.*, p. 342.
(5) Voir page 12.
(6) *Vide supra.*
(7) *De la chute de l'utérus.* Th. agrég., 1860.
(8) *De la cystocèle vaginale simple.* Th. Paris, 1861.

ment nouveau, et Civiale (1) et Gendron (2) sont, de 1842 à 1864, les seuls auteurs qui aient signalé des cas de calculs dans des cystocèles vaginales.

La succession rapide, au commencement de ce siècle, des observations que nous venons d'étudier, pouvait faire croire que la présence des calculs dans les hernies vaginales de la vessie était une complication fréquente. Aussi l'auteur de l'article hernies de vessie de la Bibliothèque du médecin praticien écrivait-il, en 1863 : « Une complication que favorise la stagnation de l'urine dans une partie déclive, c'est la pierre, qui se rencontre effectivement *très souvent* dans la poche herniée. »

Cette assertion choqua Raoul Leroy d'Etiolles, qui présenta à la Société de chirurgie, en 1864, un mémoire (3) sur le « Développement des pierres dans les Cystocèles en général. » Des recherches bibliographiques très étendues qu'il a faites et qui portent « sur plus de 100 volumes de recueils, où les observateurs prennent à tâche de consigner les faits intéressants et rares qu'ils rencontrent », il conclut qu'une hernie de vessie compliquée de calculs est chose exceptionnelle.

Les dix observations qu'il rapporte et qui ont trait aux cystocèles vaginales, sont celles de Ruysch, Tolet, Du Verney, Hartmann (4), Morel, Durand-Fardel, Gendron, Paget, Whyte (5), et un cas de Fabri de Ravenne (communi-

---

(1) *Traité théor. et prat. de la lithotritie*, p. 259. Paris, 1847.

(2) *Note sur une cystocèle vaginale contenant deux calculs volumineux expulsés naturellement par le canal de l'urèthre* (Acad. de méd., 26 octobre 1858.)

(3) Leroy d'Étiolles a reproduit ce mémoire dans son *Traité pratique de la gravelle*, p. 358 (Paris, Baillière, 1866), dont il constitue le chapitre V.

(4) Il s'agit dans le cas d'Hartmann d'une cystocèle périnéale. (Voir Scarpa (A.). *Mém. sur la hernie du périnée* (*Arch. gén. de méd.*, t. I, p. 50).

(5) Voir plus loin la bibliographie anglaise.

cation orale). Il s'agit, dans ce dernier cas, d'une cystocèle vaginale contenant cinq pierres et guérie par Fabri, avec une grande habileté « au moyen de pinces courbes avec lesquelles, à travers l'urèthre, il a pu pénétrer dans la vessie et extraire les corps étrangers. »

Dolbeau fut chargé de faire un rapport (1) sur le mémoire de Leroy. Après avoir rappelé la conclusion de l'auteur, il ajoutait : « Ce travail se réduit presque complètement à l'énoncé succinct de ces observations avec les indications bibliographiques qui permettent de remonter facilement aux sources. Le résultat auquel est parvenu notre confrère a sans doute un intérêt réel, mais il nous semble que son travail aurait pu renfermer quelques conclusions relatives au diagnostic de la pierre comprise dans une hernie, en même temps que l'exposé des ressources opératoires dont peut disposer le chirurgien en présence de cas de ce genre. Je ne doute pas, pour ma part, que notre confrère ne complète bientôt ses études sur la cystocèle compliquée de calculs et qu'il n'en fasse l'objet d'une nouvelle communication à la Société de chirurgie. »

Leroy d'Etiolles ne répondit pas à cet appel ; il semble que l'accueil fait à son mémoire l'ait un peu froissé, car, dans son *Traité pratique de la gravelle*, où il a reproduit son travail (ch. V), nous retrouvons la simple énumération des dix observations précitées et aucune note de l'auteur ne mentionne la communication faite à la Société de chirurgie.

Depuis le travail de Leroy, il a été écrit peu de choses en France sur les cystocèles vaginales et les calculs vésicaux chez la femme.

---

(1) *Bull. Soc. chir.*, 1864, p. 262.

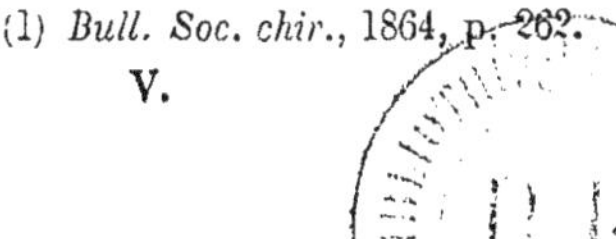

Hybord, dans sa thèse sur les *Calculs vésicaux chez la femme* (1), A. Guérin (2), consacrent à peine quelques lignes au sujet que nous étudions ici. Rogie (*Des calculs chez la femme*, th. Paris, 1877) n'en parle que pour attribuer à Fabrice de Hilden le cas rapporté par Rousset.

Feré (3), Delthil (4) et Al. Boissard (5) qui, dans ces derniers temps, ont consacré d'importants mémoires aux troubles urinaires consécutifs aux déplacements de l'utérus et de la vessie, n'ont pu nous fournir aucun renseignement sur la complication calculeuse dans les cystocèles vaginales. C'est en vain que nous avons dépouillé à ce point de vue, depuis 1864, les bulletins des Sociétés savantes, les journaux et les divers recueils périodiques ainsi que les ouvrages les plus récents sur les maladies des voies urinaires et les maladies des femmes. La seule observation que nous ayons rencontrée est consignée dans les *Bulletins de la Société anatomique de* 1875, p. 111. Il s'agit d'une femme de 79 ans portant depuis vingt-six ans une chute de l'utérus ; six ans auparavant, ayant réduit ce prolapsus, elle expulsa immédiatement une grande quantité de petits graviers ; elle en avait rendu depuis de temps à autre. On trouva à l'autopsie, outre des lésions des reins, une quantité assez considérable de calculs, gros comme des pois ou des têtes d'épingles, accumulés dans le diverticule formé sous l'influence de la traction exercée par le vagin qui faisait hernie à travers la vulve.

(1) Th. Paris, 1872.

(2) *Leçons sur les maladies des organes génitaux de la femme.*

(3) Ch. Féré. *Bull. Soc. anat.*, 4e série, t. VIII, 1883, p. 288.

(4) Delthil. *Traitement de la cystocèle vaginale* (Association française pour l'avancement des sciences, session de Blois, 10 septembre 1884.

(5) Al. Boissard. *Étude sur les troubles de la miction se rattachant aux divers états physiol. et pathol. de l'utérus.* Paris, 1883.

M. Raymond interprétait son observation comme un cas de rhumatisme chronique avec gravelle. Mais M. Charcot, qui présidait la séance, fit remarquer que la lésion rénale et la présence des calculs dans le cul-de-sac vésical s'expliquait assez par le prolapsus utérin concomitant. Nous nous rangeons à cet avis et nous n'hésitons pas, pour notre part, à rattacher ce cas à ceux qui nous occupent.

Les Anglais et les Allemands ont encore moins étudié le sujet que nous.

Pendant un séjour de quelques mois que j'ai fait à Londres, j'ai pu, grâce à l'admirable organisation des bibliothèques du British museum et du Royal College of Surgeons, consulter la plus grande partie des ouvrages qui traitent des maladies des organes génitaux et des calculs vésicaux chez la femme; j'ai parcouru en outre les mémoires des Sociétés savantes, des hôpitaux, et les principaux recueils périodiques. Je n'ai pu rassembler que 8 observations. Les deux premières en date sont des erreurs de diagnostic.

L'une a été publiée par Thomas White, de Manchester (in *Medical obs. and Inq. by a Society of physicians in London*, vol. 3. 2e Ed. London, 1769). Chez une femme de 25 ans, atteinte depuis six ans d'un prolapsus utérin irréductible qui descendait à 7 ou 8 pouces au-dessous de la vulve, cet auteur trouve, à l'autopsie, outre des lésions très accusées des uretères et des reins, une pierre ressemblant à une cornue et dont le col répondait au col de la vessie. Il put l'extraire en élargissant d'un coup de ciseau le méat urinaire, assez dilaté pour admettre facilement le doigt. Il eût donc suffi, pendant la vie, de penser à la possibilité de cette complication et d'un examen même superficiel pour faire le diagnostic et sauver la malade. Aussi

White ajoute-t-il : « Je ferai simplement observer que c'est grande pitié que les plaintes incessantes de la patiente n'eussent pas suffi à indiquer la pierre. Je pense que cette observation sera utile à ceux qui, plus tard, rencontreront une malade dans de semblables circonstances (1).

White en fut pour ses frais. En effet, quelque temps après, Tho. Paget, de Leicester (in *The medical and physical Journal*, vol. 6, 1801, p. 391) voit mourir dans son service une femme de 47 ans, ayant depuis nombre d'années un prolapsus utérin du volume d'une tête d'enfant nouveau-né et déterminant des troubles considérables du côté de la vessie. Une exploration à l'aide de la sonde avait été pratiquée pendant la vie : à l'autopsie Paget trouve, à son grand étonnement, dans la vessie descendue avec l'utérus, une énorme pierre, accompagnée de pierres plus petites en quantité innombrable. Le calcul principal pesait 27 onces (800 grammes).

James Barlow (1814) (in *Essays on Surgery and Midwifery with practical observations and select cases*, London, 1822, p. 152) est plus heureux, et retire par la lithotomie dix calculs d'une cystocèle accompagnant un prolapsus utérin vieux de 32 ans. La guérison de la fistule ne fut complète qu'au bout de deux mois.

Dans le *British Medical Journal* du 20 novembre 1861 (t. II,

---

(1) Raoul Leroy d'Étiolles, qui n'a évidemment jamais lu l'observation de White, l'analyse comme suit : « Whyte, célèbre médecin de Manchester, par le même procédé que nous verrons mettre en œuvre par Ruysch et Tolet, a extrait de la vessie d'une jeune femme, dont la matrice renversée formait une tumeur externe, un calcul assez gros pesant 120 grammes. (*Med.-obs. and Inq.*, t. III.) » Or, le poids du calcul n'est pas dans l'observation, et l'opération brillante de White a été faite sur le cadavre. — Avis aux bibliographes. (Voir page 74.)

p. 580); le Dr Cowan rapporte qu'il a vu, chez une vieille femme atteinte depuis dix ans d'un prolapsus utérin irréductible, l'expulsion par l'urèthre d'une grande quantité de calculs mêlés à du sang et à du mucus de façon à constituer une sorte de mortier; la malade avait également rendu des graviers nombreux ressemblant à des grains de plomb.

John Birkett (*Lancet*, 21 mai 1864, p. 579) montre le 26 avril 1864, à la Royal Medical and chirurgical Society, quelques calculs provenant d'une femme qui portait depuis sept ans un prolapsus de l'utérus et de la vessie (1). Elle avait expulsé spontanément 14 pierres trois mois auparavant. Birkett put sentir aisément les calculs en palpant le prolapsus et les extraire avec des pinces. En terminant sa communication, il demande si l'un des membres présents aurait observé un cas semblable. Personne ne répond.

La même année paraît dans les *Medico chirurgical Trans.*, (vol. 47), un mémoire de Thomas Bryant intitulé : *Stone in the bladder of the female*. L'auteur rapporte sommairement 75 observations, presque toutes anglaises, de calculs de la vessie chez la femme. Sa bibliographie remonte à 1810. De ces observations deux seulement comportent des calculs compliquant le prolapsus utérin (Tableau D, p. 167, *Removal by lithotrity*). La première est celle de Birkett-Roper, citée plus haut; la seconde est libellée comme suit : Perrochaud, of Boulogne : *X. adulte, several operations, innumerable calculi, no incontinence. Prolapsus uteri, unpublished.*

J'en demande pardon à M. Bryant, mais cette observation n'existe pas. Le Dr Perrochaud, de Boulogne, dans une lettre datée du 26 mai 1884, me dit : « Je n'ai jamais lithotritié

(1) Cette malade était soignée par le Dr Roper.

qu'une jeune fille de 17 ans qui avait un calcul unique sans prolapsus utérin. Mais ce qui a pu donner lieu à cette erreur, c'est qu'ayant toujours eu des relations amicales avec beaucoup de confrères anglais, j'ai pu leur parler de ces cas qu'on rencontrait à la Salpêtrière où j'ai passé une année d'internat en 1836, de calculs accumulés en très grand nombre dans des vessies énormément dilatées et ayant fait issue hors du vagin. J'ai également vu à la Société anatomique, pendant la durée de mon internat, un cas de ce genre ; la vessie contenait des calculs par centaines. Voilà, conclut-il, comme s'établissent les légendes. »

Lorsque j'aurai signalé un fait de John Couper (*Clinical lectures and reports by the med. and Surg. Staff. of the London hosp.*, vol. 9, 1867-68, p. 425), qui décrit comme un *fait extraordinaire, sinon unique*, la coexistence chez une même malade, âgée de 51 ans, d'un prolapsus utérin remontant à 16 ans, d'une fistule vésicale datant de 6 mois et d'un gros calcul vésical qu'il put aisément extraire par la fistule, une de Galabin (1), et une de Poland (2), j'en aurai fini avec les observations publiées.

Chose étrange, ces observations paraissent absolument ignorées des gynécologistes anglais. Nous l'avons vu déjà par le silence qui accueillait en 1864 la communication de Birkett à la Royal Medical and chirurgical Society, aussi bien que par le mémoire de Bryant. D'autre part, c'est en vain qu'on cherche l'indication de ces faits ou de faits analogues dans Ch. West, M'Clintock, J. Baker Brown, J. Marion Sims, sir Henry

(1) Galabin. *Multiple vesical calculi the sequel of prolapsus uteri* (*Trans. of the obs. Soc. of London*, vol XII, 1881, p. 106.

(2) Poland. *Med. Times and Gaz.*, 21 nov. 1868, t. II, p. 582.

Thompson, Holmes, Erichsen, Bryant, Cooper's Dictionary. J'en passe et des meilleurs.

Seul le professeur R. Barnes, de Saint-Georges hospital, dans son *Traité clinique des maladies des femmes* (trad. fr., Paris, 1876), après avoir signalé une observation de Cruveilhier, dit en tenir une autre d'une communication orale de G. Roper (c'est l'obs. de Birkett, citée plus haut) ; puis il ajoute : « un cas semblable de procidence complète avec renversement du vagin et avec des calculs dans la poche vésicale a été dans mon service à London hospital. » Ce cas n'a pas été publié, et M. Barnes, que j'ai eu l'honneur de voir à Londres, n'a pu le retrouver dans ses notes. Il m'a assuré que c'était, avec l'observation de Roper, le seul fait de ce genre qui fût venu à sa connaissance ; il considère cette complication comme absolument exceptionnelle.

L'enquête que j'ai faite à Londres semblerait donner raison à cette assertion du célèbre gynécologiste ; j'ai inventorié en effet les belles collections de calculs que renferment les musées des différents hôpitaux, et nulle part je n'ai rencontré de pierres tirées d'une cystocèle vaginale. Seul le musée de Hunter, au Royal College of Surgeons, en renferme deux que je reproduis à la fin de ce travail (1). Elles sont classées sous le nº H. 10 du catalogue (2) sous cette rubrique : « Deux gros calculs à facettes polies constitués par des phosphates ammoniaco-magnésiens et une petite proportion de phosphate et de carbonate de chaux. » Ils proviennent du Sloanian museum, sur le catalogue duquel on trouve la note suivante : « *Calculi ex prolapsu uteri vagina, cui vesica urinaria inclusa, post mortem*

---

(1) Voir page 75.
(2) In-4, 1842.

ægræ, anno 1770 *excisi, die* 28 *janv., in pago Weidel, ducatus Luneburg. From. Dr Steigerthal.* »

J'ai pu consulter (1) les principales thèses soutenues en Allemagne au XVIIIe siècle et pendant la première moitié du XIXe siècle, sur le prolapsus utérin, la cystocèle vaginale et les calculs chez la femme. Dans deux seulement, celles de Hendriksz (1838) (2), et de Otto von Franque (1860) (3), j'ai trouvé quelques lignes ayant trait aux calculs dans les cystocèles ; ce qui me fait croire à la rareté extrême des observations allemandes sur ce sujet, c'est que tous les faits cités par ces deux auteurs sont tirés de la littérature étrangère (Obs. de Ruysch, White, J. Cloquet, Cruveilhier). J'en puis dire autant des articles consacrés dans le *Handb. der allg. u. speciell. chir.*, de Pitha et Billroth, aux calculs chez la femme et au prolapsus de l'utérus et de la vessie, par Winckel et Fritsch qui, aux cas de Rousset, Tolet, Ruysch, n'en ajoutent que deux tirés de la littérature allemande : ceux de Noreen et de Froriep. Or, l'observation de Froriep, à laquelle Fritsch fait allusion, n'est autre que l'observation anglaise de Barlow. citée plus haut : j'ai pu m'en assurer en remontant à la source (4).

Quant à Noreen, c'est un suédois. Son observation est rapportée dans la *Chirurgische Bibliothek*, de Aug. Gottlieb Richter (5).

---

(1) A Londres, bien entendu.

(2) Hendriksz (Wybrant). *Descriptio historica atque critica variarum uteri prolapsum curandi methodum*, p. 58. In-4. Berolini, 1838.

(3) Otto v. Franque. *Der vorfall der Gebärmutter in Anat. und Klinisch. Beziehung*, p. 23. In-fo. Würzburg, 1860.

(4) *Froriep. Chirurg. Kupfert.*, 13 Heft., t. LXII, fig. 4.

(5) Bd VII, st. 1, p. 105. Gœttingen, 1774.

Faisant, à l'Académie royale de Suède, en 1773, une communication sur la taille chez la femme, Noreen dit avoir traité une femme de 36 ans, souffrant depuis quelque temps de violentes douleurs vésicales et d'une tumeur vaginale qui, à chaque paroxysme douloureux, sortait entre les lèvres de la vulve et avait alors le volume d'une pomme. Il y constata la présence d'une pierre plus grosse qu'un œuf de poule ; cette pierre, dure et pointue, avait déchiré la vessie et le vagin à un pouce environ en arrière de l'orifice de l'urèthre. Le chirurgien agrandit cette ouverture au bistouri et tira le calcul qui se trouvait sur la paroi inférieure de la vessie. Dès le second jour, l'urine s'écoula par l'urèthre.

Après avoir en vain parcouru l'*Encyclopédie* de Ziemssen (1), où Schrœder assure que Gosselin et Goupil, après Ruysch et Huguier, ont observé des calculs dans des cystocèles vaginales (ce qui est absolument faux), je désespérais de rencontrer dans les ouvrages allemands un seul fait analogue, lorsque j'eus l'occasion de parcourir les traités d'anatomie pathologique générale et spéciale de Voigtel (2), Meissner (3) et Klob (4). Ces auteurs rapportent trois observations de Stöller, de Haen et Köhler ; il m'a été malheureusement impossible de me procurer, soit à Paris, soit à Londres, les ouvrages dans lesquels ces faits ont été publiés.

---

(1) Ziemssen (H.-V.). *Cyclopœdia of the practice of medicine*, vol. X. Traduction anglaise. London, 1875.

(2) Voigtel (F.-G.). *Handbuch der pathologischen Anatomie*, Bd III, p. 415-65. In-8. Halle, 1804.

(3) Meissner (F.-L.). *Die frauenzimmerkrankheiten*, Bd I, p. 603. Leipzig, 1842.

(4) Klob (J.-M.). *Pathologische anatomie der Weiblichen Sexualorgane*, p. 423. Wien, 1864.

J'ai dû me contenter du résumé succinct qu'en donnent les auteurs cités plus haut.

Stöller (*Beobachtungen und Erfahrungen*, *Gotha*, 1777, 8° S. 25) a rencontré dans un prolapsus du vagin et de la vessie, trois pierres qu'il retira à l'aide d'une incision ; après quoi les parties prolabées furent réduites et maintenues à l'aide d'un bandage en T, un pessaire n'ayant pu être supporté.

De Haen (*Heilungs meth.* Th. 1. Kap. 7. Bd 1, S. 69) parle d'une femme, ayant depuis six ans un prolapsus utérin avec cystocèle, qui, après des accidents de rétention d'urine, rendit par l'urèthre, à deux reprises différentes, des pierres de la grosseur d'un pois. A l'autopsie, on trouva une chute de l'utérus avec rectocèle et cystocèle ; il y avait de plus quelques anses d'intestin grêle dans le cul-de-sac recto-utérin.

Köhler (*Beschreibung der Lodersch. präparat. Samml.*, Bd 1, S. 193, 1805) décrit cinq grosses pierres de forme et de volume variables, pesant ensemble 7 onces et 5 drachmes, qui furent trouvées dans les parois du vagin chez une femme qui avait un prolapsus utérin extraordinairement développé.

Bien que les détails de ces faits soient insuffisants, nous nous croyons autorisé à les considérer comme rentrant dans notre cadre.

ANATOMIE PATHOLOGIQUE.

Le nombre, le volume, la forme des calculs qu'on a rencontrés dans les cystocèles vaginales sont extrêmement variables.

Tantôt il n'existe pas de calcul libre, mais, comme dans l'observation de Levret, « la portion de vessie qui est dans le sac est tapissée d'incrustations calcaires très friables ». Les dépôts salins peuvent constituer une masse unique, une sorte de mortier au milieu duquel se trouvent quelques calculs libres (Ferra-Blandin, Cowan). Quelquefois on ne trouve dans la vessie que des graviers du volume d'un pois. (Obs. de Haen, Boivin et Dugès, Raymond.)

Dans les cas où l'on a rencontré des calculs proprement dits, 15 fois le calcul était unique ; 17 fois il en existait plusieurs. Il y en avait 42 dans le cas de Ruysch, 150 dans celui de Durand-Fardel.

On peut dire qu'en thèse générale le volume des pierres est en raison inverse de leur nombre.

Lorsque le calcul est unique il est ordinairement d'un volume supérieur à celui d'un œuf de poule ; il a de la place pour se développer à l'aise et on peut le voir acquérir dans ces conditions des dimensions et un poids considérables. Dans l'observation de Colot, par exemple, la pierre était véritablement «*monstrueuse*» ; dans celle de Paget, elle pesait 800 grammes. Au contraire, lorsque les calculs sont multiples, les plus gros ne dépassent guère le volume d'un marron et ils sont généralement accompagnés d'un grand nombre de calculs plus petits, de graviers ou de sable.

L'examen de nos observations prouve d'ailleurs que le volume du calcul unique ou le nombre des calculs multiples est d'autant plus grand que la cystocèle est plus ancienne, sans pourtant que ce soit là une règle absolue. On doit, en effet, tenir compte ici de l'intensité très variable de la cystite et de la plus ou moins grande fréquence de ses exacerbations (1).

Au point de vue de la forme, les calculs multiples se rappro-

(1) Voir plus loin, tableau I.

chent sensiblement de la forme pyramidale ; ils sont pourvus de facettes lisses, polies, un peu concaves, d'autant plus nombreuses que les calculs sont plus nombreux eux-mêmes. « Les dix pierres que j'ai extraites, dit Barlow, étaient toutes, sauf une, semblables de forme et de volume ; elles présentaient un poli particulier de porcelaine ; leurs angles étaient aussi exactement arrondis que s'ils eussent été travaillés par un artiste. » Ce fait, qui paraît ici plus constant que partout ailleurs, s'explique par les frottements réitérés auxquels la tumeur est exposée entre les cuisses dans les différents mouvements qu'exécute la femme, frottements qui se transmettent aisément aux calculs étroitement serrés dans le diverticule vésical.

Au contraire, lorsque le calcul est unique, il a sensiblement une forme arrondie, et, lorsqu'il est gros, se moule sur la vessie reproduisant parfois, comme dans l'observation de Paget, sa forme en bissac, pouvant même envoyer un prolongement dans l'urèthre et faire saillie au dehors par le méat dilaté comme dans l'observation de Colot. De même, le calcul observé par White avait la forme d'une cornue.

Je passe rapidement sur ces généralités, qui n'ont rien de très spécial aux cystocèles, pour étudier le siège occupé par les pierres ; 38 fois sur 39, le ou les calculs occupaient le diverticule *extra-pelvien* formé par le bas-fond de la vessie descendu avec l'utérus, ou la poche formée par la cystocèle au début.

Une seule fois (obs. de Cruveilhier), la pierre occupait non pas la portion de vessie déplacée, mais bien celle qui était restée dans le bassin, derrière le pubis (fig. 1).

On a vu le même calcul occuper à la fois les deux portions du réservoir urinaire ; un sillon correspond alors au rétrécissement qui sépare les deux loges vésicales. Paget dit, en effet, qu'à la surface externe de la pierre existait un sillon occasionné par les lèvres distendues de la vulve; la disposition

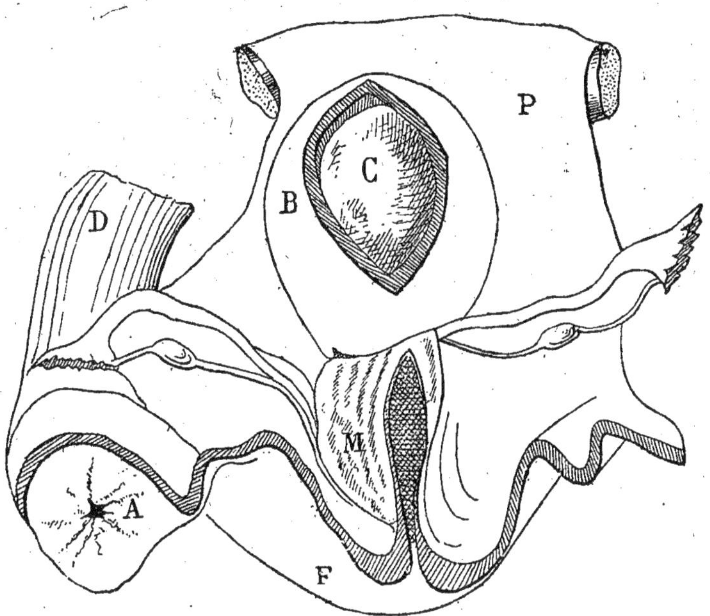

Figure 1.

Chute complète de l'utérus compliquée de calcul vésical, disséquée et vue par sa face postérieure.

Dessin d'une pièce appartenant au musée Dupuytren (n° 557), d'après la planche 3 du mémoire de Huguier. — Les parois postérieures du vagin et de la vessie sont vues dans toute leur longueur.

P, face postérieure de la symphyse du pubis.

B, portion rétro-pubienne de la vessie, ouverte par sa face postérieure pour montrer le calcul C.

D A, rectum et anus détachés et rejetés à gauche afin de laisser voir nettement les organes sexuels.

F, paroi postérieure du vagin dont chaque moitié a été écartée de la ligne médiane et rejetée à droite et à gauche.

M, face postérieure du corps de l'utérus à parois atrophiées et amincies, comme la coupe le fait voir.

intérieure des couches montrait que la partie supérieure de la pierre avait été formée après que la vessie était devenue incapable d'une distension plus considérable (fig. 2).

Dans un seul cas on aurait rencontré à la fois des calculs dans les deux loges vésicales. « Il est à remarquer, dit Ruysch, que tous les calculs ne se trouvaient pas dans cette portion de la vessie recouvrant l'utérus et faisant saillie hors de la vulve; elle n'était pas assez considérable en raison du volume et du nombre des calculs; mais il n'est pas douteux que, pendant l'opération, des pierres soient descendues de la partie supérieure et profonde de la vessie. »

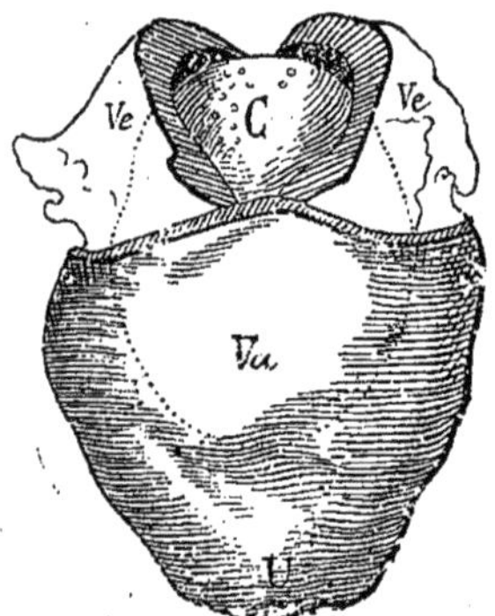

FIGURE 2.
Chute complète de l'utérus vue par la face antérieure.
(Observation de Paget).

V*e*, portion rétro-pubienne de la vessie, ouverte pour montrer la partie supérieure du calcul C, en majeure partie renfermé dans la cystocèle.
V*a*, paroi antérieure du vagin inversé et recouvrant l'utérus.
U, museau de tanche.

Cette supposition de Ruysch nous paraît difficile et inutile à admettre lorsque nous considérons d'une part le petit volume de la portion de vessie restée dans le bassin dans ces cas, et d'autre part l'extrême distensibilité du diverticule vésical. Cette distensibilité est telle, en effet, que la production d'une fistule vésico-vaginale, même dans ces cas où le cul-de-sac vésical est absolument bourré de pierres, est très rare, si j'en juge par les observations publiées. Je ne l'ai trouvée notée que trois fois. (Obs. Noreen, Couper, personnelle.)

J'ai rapporté (p. 25) l'observation de Noreen ; on trouvera la nôtre plus loin.

Quant au fait de Couper en voici le résumé :

Observation I.

Prolapsus de l'utérus; cystocèle; calcul vésical; fistule vésico-vaginale; extraction du calcul par la fistule; guérison.

Une femme de 51 ans, ayant eu 9 enfants, portait depuis 16 ans un prolapsus de l'utérus, maintenu depuis 7 ans, d'une façon très intermittente, par un pessaire de caoutchouc en forme de ballon et un pessaire en bois Six mois avant que Couper la vit elle commença à avoir de l'incontinence d'urine ; un jour en essayant de rentrer le prolapsus on découvrit une fistule vésico-vaginale ; c'est alors que la femme se décida à venir consulter à London hospital.

Couper constate, en même temps qu'un prolapsus de l'utérus et une très grosse pierre dans la vessie (700 grains), l'existence d'une fistule vésicale assez large pour admettre aisément trois doigts. L'ouverture de cette fistule se trouvait au niveau de la lèvre antérieure du col et sans le prolapsus il eût été difficile de la voir, car elle eût été alors retirée de la vue à la partie supérieure du vagin.

Le calcul fut facilement extrait par la fistule à l'aide d'une tenette, sans dilatation ou incision préalable ; de même les opérations consécutives pour la fermeture de la fistule furent considérablement facilitées par le prolapsus, car les parties lésées étaient si bien en vue que les spectateurs, placés dans les différents points de l'amphithéâtre, purent suivre chaque temps du procédé avec une netteté qui n'eut été possible dans aucune autre circonstance.

Guérison de la fistule au bout de six mois, après deux opérations. Le prolapsus est maintenu réduit par un pessaire.

Il est plus que probable que l'ordre de succession des lésions fut ici le suivant : le septum vésico-vaginal fut mécaniquement blessé entre le pessaire et la pierre, une ulcération se produisit, et finalement a cloison céda.

La rareté de la fistule vésico-vaginale, dans les cystocèles compliquées de calculs, est bien faite pour nous surprendre, car il semble que toutes les conditions requises pour sa production s'y trouvent réunies.

Cruveilhier dit, en effet, à propos des fistules vésicales produites par des pierres (1) : « De ce qu'un corps étranger résistant, à bords mousses, ordinairement inoffensif, comme l'anneau d'un pessaire d'ivoire, peut, à la longue et par le seul fait de sa présence, opérer la section des parois adossées du vagin et de la vessie, il semble naturel d'en conclure *a fortiori* que les corps étrangers de la vessie, les calculs urinaires doivent produire la perforation de ces mêmes parois comme aussi, celle des parois adossées de la vessie et du rectum chez l'homme. Et cependant les cas de perforation par calculs urinaires vésicaux sont fort rares, ce qui ne surprendra pas si l'on considère que la condition essentielle pour la production de ces perforations manque aux calculs vésicaux, à savoir la fixité, l'immobilité, et, par conséquent, la continuité de pression exercée sur la même région de la vessie. »

Cruveilhier ajoute en note : « Je suis convaincu qu'un calcul urinaire enchatonné dans une cellule intermédiaire à la vessie et au rectum, et les cellules du bas-fond de la vessie ne sont pas fort rares, et maintenu immobile dans cette position, serait dans des conditions extrêmement favorables pour opérer cette perforation. »

Et, cependant, bien que dans les cas qui nous occupent, les

---

(1) *Traité d'anatomie pathologique générale*, t. II, p. 524. Paris, 1852.

calculs soient enchatonnés dans une grande cellule vésicale, qu'ils y soient fixes, immobiles, et exercent, par conséquent, une pression continue sur la même région de la vessie, la fistule vésico-vaginale est exceptionnelle. Il est donc probable que la compression de la paroi n'est pas suffisante pour produire la perforation ; elle demande à être fortement aidée par les ulcérations dues à la cystite dont l'intensité est rarement assez grande pour aboutir à la perforation. La preuve de l'influence qu'exerce le processus inflammatoire sur la formation de la fistule dans ces cas, nous est fournie par l'observation suivante de Scanzoni :

« Nous avons observé un cas dans lequel un ulcère gangréneux, de la largeur d'une pièce de 2 francs, situé à la partie antérieure du prolapsus du vagin, perfora la vessie renfermée dans la tumeur et fut ainsi la cause d'une fistule vésico-vaginale incurable (1). »

Les lésions vésicales accompagnant les calculs n'ont été notées, de même que celles des uretères et des reins, que dans un petit nombre d'observations, 6 seulement.

Une seule fois il est dit que la vessie était saine (Durand-Fardel).

Gagnare l'a trouvée raccornie, épaissie ; les uretères étaient légèrement dilatés ; rien sur l'état des reins.

Dans le cas de Ferra-Blandin, on découvre à l'autopsie une petite quantité de pus dans l'intérieur de la vessie, dont la capacité est moindre que dans l'état ordinaire ; la muqueuse est rouge et raccornie.

M. Raymond note une vascularisation intense de la muqueuse vésicale qui est le siège d'une vraie inflammation.

---

(1) Scanzoni. *Traité pratique des maladies des organes sexuels de la femme*, trad. H Dor et A. Socin. Paris, 1868, p. 108.

Paget trouve la vessie très malade et en quelques points augmentée d'un doigt en épaisseur ; la surface interne est couverte de pus ainsi que les uretères.

Dans notre observation, enfin, la vessie est raccornie et renferme une grande quantité d'urine purulente, les parois sont épaisses et indurées, la muqueuse violacée, ulcérée en quelques points. Les uretères sont dilatés, remplis de pus ; leurs parois sont épaissies. Le bassinet non dilaté présente les lésions de la pyélite suppurative.

Quant aux reins ils n'ont été examinés que dans les cas de Huguier (1), de M. Raymond et dans le nôtre.

M. Raymond a trouvé le rein droit physiologique ; le rein gauche était petit, ratatiné, violacé, granuleux ; sur la coupe verticale se montraient des loges anciennes, comme kystiques, cellulo-fibreuses contenant quelques graviers. Le bassinet et l'uretère de ce côté étaient dilatés ; l'uretère contenait un sable fin de consistance crayeuse.

Dans notre cas les reins sont gros et se décortiquent facilement ; leur surface est inégale, parsemée de mamelons à contours irréguliers de largeur variable, formant un relief peu marqué, dont la coloration blanche tranche sur la coloration violacée du reste de l'organe. A la coupe il s'écoule une grande quantité de pus du bassinet et des calices dilatés ; çà et là, quelques graviers du volume d'un pois à celui d'une tête d'épingle. La substance rénale est presque complètement détruite et infiltrée d'abcès miliaires.

Il est difficile de dire quelle part revient dans ces lésions de l'appareil urinaire à la présence des calculs. On sait, en effet, qu'on peut les rencontrer dans les vieux prolapsus sans cal-

(1) Voir plus loin obs. III.

culs. Féré a trouvé 5 fois sur 6 la pyélo-néphrite et la cystite dans les vieux prolapsus utérins. Il est toutefois très probable que la cystite une fois développée, les calculs doivent avoir sur son entretien et ses exacerbations une influence considérable qui retentit également sur le rein. On devra toujours, dans l'appréciation des indications opératoires, avoir ces faits présents à l'esprit.

Il nous reste à indiquer, pour en avoir fini avec l'anatomie pathologique, la nature des calculs rencontrés dans les cystocèles. Sur nos 39 observations 9 seulement nous fournissent des détails à ce sujet.

Une seule fois (Durand-Fardel) les calculs *paraissaient* formés d'acide urique pur.

Dans le cas de Raymond, les derniers calculs rendus et ceux trouvés à l'autopsie sont formés d'acide urique pur, tandis que les premiers, qui avaient été expulsés après un long séjour dans la vessie prolabée, étaient recouverts d'une couche de phosphates.

Dans les sept autres cas où l'analyse des pierres a été faite (Birkett-Roper, Ferra-Blandin, Galabin, Poland, Gendron, Steigerthal, observation personnelle), elle a révélé l'existence de phosphates ammoniaco-magnésiens avec un peu de phosphate et de carbonate de chaux et des traces de matière organique.

C'est ainsi que le Dr Odling a trouvé dans les calculs extraits par Birkett :

75 parties de phosphate de chaux,
25 — de carbonate de chaux,

des traces de triples phosphates, de sels alcalins et de matières organiques.

ÉTIOLOGIE.

La cystocèle vaginale peut, en clinique, se présenter sous deux formes bien distinctes.

Tantôt, en effet, elle constitue la lésion principale, sinon unique : il existe un relâchement plus ou moins marqué de

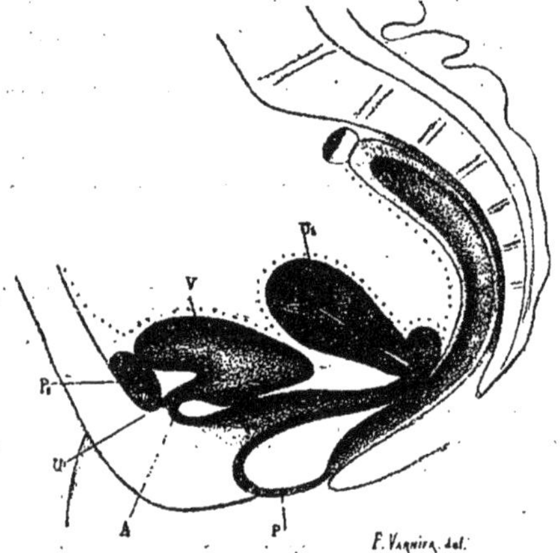

FIGURE 3.

Cystocèle vaginale et prolapsus utérin au début.

(D'après Hodge. *On Diseases peculiar to Women*, Philadelphie, 1860.)

P *u*, pubis.
V, vessie.
U', urèthre.
U *t*, utérus.
V *a*, vagin.
A, paroi antérieure du vagin } qui commencent à faire prolapsus.
B, paroi postérieure du vagin }
R, rectum.
La ligne pointillée indique le trajet du péritoine.

la paroi antérieure du vagin, et le bas-fond vésical suit, dans sa chute, cette paroi antérieure de façon à former une tumeur vulvo-vaginale molle ou dure, fluctuante ou rénitente suivant le moment où on l'examine, variant perpétuellement de volume, disparaissant après la miction, réductible par la compression et le décubitus horizontal. Cette tumeur est parfois si peu accentuée qu'il est nécessaire que la malade fasse un effort pour en révéler l'existence (fig. 3). Dans ces cas, l'utérus a conservé sa situation normale, ou, s'il est descendu, il ne fait pas encore saillie hors des lèvres de la vulve. Quelquefois, cependant, il fait issue au dehors, mais d'une façon légère et intermittente. En un mot, l'utérus et la vessie n'ont pas perdu droit de domicile dans la cavité pelvienne.

Ailleurs, au contraire, le déplacement des organes est permanent. La lésion principale est la procidence de l'utérus; avec lui sont entraînés le bas-fond de la vessie et une portion de sa face antérieure qui forment un cul-de-sac d'autant plus profond que la procidence utérine est plus accentuée. La vessie a alors la forme d'un bissac dont les deux poches, l'une intra et l'autre extra pelviennes, sont séparées par un rétrécissement marqué qui existe toujours un peu au-dessus de l'ouverture vulvaire, au-dessous de la symphyse pubienne, dans un point correspondant au plancher périnéal (fig. 4).

La poche inférieure, le diverticulum vésical extra-pelvien, occupe toute la région antérieure de la tumeur et descend à la longue jusqu'à la partie la plus déclive, au niveau du col de l'utérus. Le canal de l'urèthre a suivi la vessie dans son déplacement; son insertion vésicale a été déplacée avec le col de cet organe, tandis que l'orifice externe, le méat, conserve sensiblement la même situation par rapport au pubis. Lorsque la vessie a été fortement entraînée, dans les grosses procidences, l'urèthre se dirige tout à fait en bas et un peu en arrière. L'ouverture supérieure ou vésicale est devenue inférieure; la paroi antérieure du canal est devenue postérieure; de plus, l'urèthre présente une courbure très remarquable, dont la concavité est d'abord tournée en bas, puis regarde tout à fait en avant, quand le déplacement est très considérable.

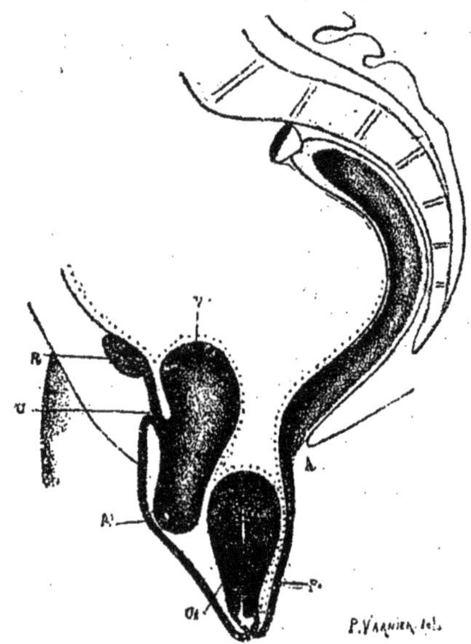

FIGURE 4.
Procidence de la vessie, de l'utérus et du vagin.
(D'après Hodge.)

P *u*, Pubis.
V, vessie.
U, urèthre.
U *t*, utérus.
A', paroi antérieure du vagin inversé.
P, paroi postérieure du vagin inversé.
A, anus.
R, rectum.
La ligne pointillée indique le trajet du péritoine.

Ces faits étaient indispensables à rappeler en tête de ce chapitre *Etiologie*.

Si, en effet, nous examinons les **39** *observations* que nous avons pu réunir, nous voyons que *dans* 6 *seulement il s'agit de cystocèles simples ou accompagnées d'un degré peu avancé et non permanent de prolapsus utérin.*

Dans les 33 *autres, la cystocèle complique une procidence ancienne et volumineuse de l'utérus*, depuis longtemps irréductible, ou que la négligence de la malade et du médecin a laissée non réduite pendant de longues années.

On peut donc dire que *rares dans les cystocèles simples*, qui, d'après Malgaigne, sont pourtant les plus fréquentes, *les calculs se rencontrent le plus souvent dans la descente de vessie compliquant la procidence utérine ancienne et irréductible.* C'est ce qu'avait déjà signalé Huguier dans la thèse de Drouet (1).

Ce fait explique pourquoi nous avons consulté sans fruit, au point de vue des calculs, les nombreux travaux du siècle dernier sur la cystocèle vaginale simple, et comment R. Leroy (d'Etiolles) a passé à côté d'un grand nombre de ces cas : il n'avait pas fait cette distinction capitale, et c'est aux auteurs qui se sont occupés de la cystocèle, et non à ceux qui ont traité du prolapsus utérin, qu'il avait demandé des observations.

La physiologie pathologique des cystocèles vaginales nous donne aisément la clef de ces différences.

Dans la cystocèle simple ou accompagnant les premiers degrés du prolapsus de la matrice, les modifications apportées à la miction sont à leur minimum; le diverticule formé par le bas-fond vésical est peu accentué; l'urèthre est presque horizontal, ou, s'il est déjà un peu incliné en arrière, il n'est nullement dévié ni contourné. Par conséquent l'excrétion de l'urine reste relativement facile, la stagnation est moindre

(1) *Loc. cit.*, p. 28.

que dans les cas qui nous occuperont plus loin, et, par suite, moins fréquentes et moins marquées sont la cystite et les modifications de l'urine. Si cependant, comme dans les faits sur lesquels Golding Bird (1) a appelé l'attention, quelques sels ont de la tendance à se déposer et à constituer des graviers, ils peuvent encore, par suite de la persistance de la contractilité de la vessie, qui n'est pas forcée, de sa réductibilité et de la dilatabilité de l'urèthre qui reste court et presque droit, être expulsés au dehors avant d'avoir pu devenir le noyau d'un calcul volumineux. En un mot on retrouve encore ici, bien que déjà légèrement atteintes par le changement de situation du bas-fond vésical, les dispositions anatomiques invoquées de tout temps pour expliquer la plus grande rareté des calculs vésicaux chez la femme que chez l'homme qui a un urèthre long, flexueux, étroit, peu dilatable, et pourvu d'une glande dont l'hypertrophie transforme le bas-fond de la vessie en un cul-de-sac où les plus petites pierres peuvent s'arrêter et se développer.

Que si maintenant l'on veut bien envisager les modifications qu'apporte, dans la disposition de la vessie et de l'urèthre de la femme, la cystocèle vaginale compliquant la procidence d'un utérus ayant perdu droit de domicile dans la cavité pelvienne, on verra qu'elles ont justement pour effet d'allonger l'urèthre, de le rendre flexueux, et de créer, en arrière du col, un cul-de-sac permanent beaucoup plus prononcé que ne l'est jamais le cul-de-sac rétro-prostatique. Il en résulte une grande gêne de la miction ; les parois vésicales se laissent

(1) Golding Bird. *Remarks on prolapsus of the anterior wall of the vagina as an occasional cause of fetid, phosphatic, mucous urine.* (*Med. Times and Gaz.*, 1er janv. 1853, p. 11.)

forcer, l'excrétion urinaire n'étant plus aidée, comme à l'état normal, par la contraction des parois abdominales, et le liquide devant être expulsé de bas en haut en luttant contre la pesanteur. L'urine s'accumule et stagne dans le diverticule vésical. Or une vessie qui ne se vide pas est fatalement vouée à l'inflammation ; à cette première cause de cystite viennent s'ajouter la congestion passive qui résulte des troubles apportés à la circulation du bassin par le déplacement des organes, et le traumatisme, les frottements réitérés de la tumeur entre les cuisses (Hache).

Quelle que soit d'ailleurs la cause de cette cystite chronique, qui n'est plus contestable aujourd'hui, et sur la fréquence de laquelle Féré appelait encore récemment l'attention de la Société anatomique, elle détermine à la longue, aidée de la stagnation, la précipitation des sédiments salins et particulièrement des phosphates ammoniaco-magnésiens. On sait, en effet, que certains sels contenus dans l'urine normale se précipitent abondamment lorsque le milieu où ils sont à l'etat de dissolution cesse d'être acide (Würtz). Ces sels qui, avec une vessie normale, seraient expulsés sous forme de matières boueuses, de sables, de graviers, séjournent et s'agglutinent dans la cystocèle à l'aide du mucus et y forment des calculs.

On voit que pour nous la cause de la formation des calculs dans ces cas est locale et réside dans les dispositions anatomo-physiologiques spéciales au prolapsus vésical.

Tel n'est pas pourtant l'avis de tous les auteurs qui se sont occupés de la question. On comprend, en effet, que dans ces cas trois hypothèses sont possibles :

1° *Les calculs sont la conséquence de la cystocèle*, c'est l'opinion à laquelle, après une étude approfondie de nos observations, nous nous rattachons avec Verdier, Gagnare, Ferra,

Morel-Lavallée, Cruveilhier, Boivin et Dugès, Galabin, Charcot.

2° *Les calculs sont la cause de la cystocèle* à laquelle ils préexistaient et qui est due à leur nombre et à leur poids.

3° *Des calculs venus du rein et arrêtés dans le cul-de-sac vésical ont été le point de départ de la précipitation phosphatique.*

Nous avons dit déjà comment les premiers chirurgiens qui rencontrèrent des pierres dans la vessie accompagnant la chute de l'utérus, ignorant l'anatomie pathologique de la procidence, pensèrent que les pierres s'étaient formées tout d'abord dans la vessie en place, et que c'était leur poids, ou les efforts d'expulsion causés par leur présence, qui avaient déterminé la cystocèle et la chute du vagin.

C'est ainsi que, dans l'observation de Rousset, les chirurgiens reconnurent le corps de la vessie « pondere calculorum « eo depressum, laxatis scilicet ab eo fasce membranis, quibus « ossi pectinis adnectitur, adducta secum colli uterini parte « non exigua ». Mais c'est surtout Ruysch qui s'est fait le promoteur de cette théorie ; c'est lui qu'ont cité de tout temps en témoignage tous ceux qui ont soutenu la doctrine du calcul primitif. Or, si l'on veut bien relire avec attention son observation, on verra que rien, sinon l'idée erronée qu'il se faisait de la hernie de vessie, n'autorisait cette interprétation. Dans les remarques qui accompagnent son observation, après avoir signalé le volume énorme de la cystocèle qu'a entraînée avec lui le prolapsus utérin, il ajoute : « C'est là un fait qui a été vu très rarement, s'il l'a jamais été ; je croirais volontiers que la difficulté de la miction due au grand nombre des calculs, les efforts considérables et continuels sont la cause de cette anomalie. » Forts de cette autorité, Saviard, White, Barlow interprètent de la même façon les cas qu'ils ont rencontrés.

De même, Winckel (1) admet que, dans les faits de Rousset, Noreen, Ruysch et autres, la cystocèle a été produite par les pierres vésicales grosses et nombreuses, tout en admettant cependant, mais sans en fournir d'exemple, qu'une cystocèle négligée peut également, en tant qu'elle conduit au catarrhe vésical, déterminer la formation d'un calcul.

Pour Goupil, enfin, lorsqu'il y a plusieurs pierres dans le cul-de-sac, il est probable qu'elles sont le fait du prolapsus, tandis que lorsqu'il existe un seul gros calcul, il est la cause du déplacement. Il regrette toutefois qu'aucune de ces deux interprétations ne soit fondée sur l'observation exacte de la succession des divers accidents qui se sont produits pendant la vie.

De nombreuses considérations plaident contre les affirmations sans preuves des auteurs que nous venons de citer. « Nous ne pouvons, disait M. Gosselin dans le rapport signalé plus haut, admettre cette explication de Ruysch, car l'anatomie nous enseigne que les connexions du vagin et de la vessie sont assez intimes pour que le premier ne puisse se déplacer sans entraîner l'autre, et d'ailleurs on a souvent trouvé la vessie sans calculs dans la dissection des prolapsus utérins. D'autre part, ainsi que le faisait remarquer White « l'expérience nous prouve que des femmes ont porté d'aussi grosses pierres dans la vessie sans qu'elles aient amené des conséquences aussi déplorables ».

Si véritablement les calculs étaient la cause de la chute de

(1) Pitha et Billroth. Bd IV, Abth. 1, B., p. 179. (Blasensteine beim Weibe.)

la vessie qui plus tard entraînerait l'utérus, c'est évidemment dans les cystocèles vaginales simples ou accompagnant les premiers degrés du prolapsus de la matrice, qu'on devrait les rencontrer le plus fréquemment. Nous avons montré plus haut qu'on observait précisément le contraire. De plus, en parcourant les observations publiées, on voit que, dans la très grande majorité des cas, les symptômes attribuables aux calculs n'ont apparu qu'un temps fort long après le début du prolapsus.

Admettons un moment que des pierres, dont le siège est toujours au bas-fond, puissent pousser la vessie dans le vagin; comment comprendre que ces mêmes calculs puissent l'entraîner dans le trajet inguinal, par exemple, comme dans les faits observés par Percival Pott, Petit (le père), Bartholin, Beaumont, Verdier, etc.

Remarquons enfin que si l'on comprend, à la rigueur, la possibilité pour la vessie d'être propulsée par des calculs très nombreux ou de volume considérable, cette explication cesse d'être plausible lorsqu'on ne rencontre dans le diverticule vésical qu'un, deux ou trois calculs de petit volume.

Il est certain que de bonnes observations vaudraient mieux que tous les raisonnements pour trancher définitivement la question; malheureusement dans aucun des cas publiés, nous n'avons pu trouver de détails suffisants à ce point de vue. Seul le fait recueilli par nous dans le service de M. Th. Anger apporte un argument sérieux à l'appui de notre thèse. Nous y voyons, en effet, qu'un examen attentif, pratiqué dix ans auparavant par M. Després, alors que la procidence utéro-vésicale était complète depuis longtemps déjà, n'avait rien fait découvrir d'anormal dans le cul-de-sac vésical; à l'époque où nous vîmes la malade, neuf gros calculs occupaient la cystocèle. Il ne reste pas ici le moindre doute sur l'antériorité du prolapsus.

Voici cette observation :

OBSERVATION II.

Première partie (A. Després. *La Chirurgie journalière*, p. 486, 1re édition, Paris, 1877).

La nommée P..., veuve S..., âgée de 58 ans, n'étant plus réglée, d'un très gros embonpoint, entre à l'hôpital Cochin le 4 juillet 1874. Cette femme, qui exerce le métier de blanchisseuse, avait depuis sept ans une chute de l'utérus. L'utérus était sorti de la vulve et avait été suivi d'une masse intestinale qui donnait à la totalité de la tumeur le volume d'une tête d'enfant nouveau-né. Le vagin, qui recouvrait cette tumeur, était lisse et sain. Il y avait autour du col une ulcération grisâtre de la largeur d'une pièce de 5 centimes. La tumeur semblait réductible, et on y percevait un gargouillement manifeste.

Il y a plus de dix ans, la malade avait éprouvé de la gêne et avait été examinée ; on avait reconnu l'existence d'un abaissement de l'utérus, il y a huit ans environ. Un médecin avait prescrit un pessaire, qui fut appliqué, mais ne tint pas. La malade perdait son pessaire ; comme elle ne souffrait pas, elle négligea de se traiter, et son utérus descendit peu à peu, et depuis sept ans la tumeur grossit progressivement. Jamais, depuis cette époque, l'utérus n'était rentré pendant le repos et le décubitus dorsal ; peu à peu, la gêne et les tiraillements de l'estomac étaient devenus tels que la malade, ne pouvant plus vaquer même aux soins de son ménage, entra à l'hôpital.

Le 14 juillet, après l'usage quotidien de grands bains, M. Després tenta la réduction de l'utérus ; après un taxis modéré par le procédé de réduction des grosses hernies scrotales, c'est-à-dire en effilant avec la main gauche la hernie et faisant passer les parties herniées dans une sorte de filière, la réduction de l'intestin eut lieu avec bruit, et la tumeur, diminuée de moitié, rentra facilement dans le bassin. La malade fut tenue au lit pendant vingt jours ; des injections d'eau et d'alun étaient faites tous les matins.

Le 9 août, la malade, qui descendait de son lit tous les jours pendant quelques heures, sentit l'utérus ressortir. Le lendemain, 10 août, la réduction est faite avec une grande facilité, car la tumeur était moitié moindre de ce qu'elle était au moment de la première réduction, et la malade garda de nouveau le lit. Le 20 août, la malade se plaignit de quelques douleurs dans le ventre, et le membre inférieur gauche présentait un œdème blanc de la cuisse. Cet œdème gagna tout le membre et une partie de la fesse. En même temps, il y avait un peu de constipation, mais la santé générale restait toujours bonne. L'œdème demanda trois mois à disparaître, mais la malade, à cause du repos au lit prolongé, restait impotente, se remuait difficilement ; ajoutez que pendant le traitement l'embonpoint avait encore augmenté.

Peu à peu, cependant, la malade reprit des forces et commençait à se lever ; à ce moment, l'examen au spéculum fut pratiqué. Il y avait une cystocèle et une rectocèle ; l'ulcération du col de l'utérus était guérie ; l'utérus semblait moins mobile qu'autrefois.

Le 12 mai 1875, M. Després, songeant à appliquer la ceinture avec sous-cuisses et pelote périnéale, et constatant que le périnée était réduit à rien, à cause de la dilatation de la vulve par la hernie de l'utérus, refit un périnée par le procédé suivant : avivement de la partie postérieure du bord des grandes lèvres, moins la fourchette ; suture des surfaces avivées par cinq points de suture ; les lèvres étaient réunies sur une étendue de 6 centimètres, et à la fourchette il restait un pertuis aux points où l'avivement s'était arrêté. Un drain fut placé dans ce pertuis et repassé par le vagin ; des cataplasmes sont maintenus sur la suture ; les sutures sont enlevées le 8e jour ; un fil a manqué, le 4e ; le drain est également enlevé.

Le 20e jour, la suture est solide ; la malade se lève et commence à reprendre des forces.

Le 18 juillet 1875, la malade, à laquelle on a fait donner une ceinture avec des sous-cuisses et une pelote périnéale, sort de l'hôpital assez forte pour vaquer aux soins du ménage, dans les limites que comporte son âge.

Le 10 juillet 1876, la malade a été convoquée à l'hôpital pour que l'on pût constater le résultat du traitement. La suture est restée solide, le pertuis laissé à la fourchette persiste toujours et peut permettre l'introduction d'une sonde cannelée. Il y a un pertuis plus grand au point où une suture a manqué, de sorte qu'il y a d'abord un périnée de 3 centimètres de longueur, plus une languette de peau en avant, d'une largeur de 1 centimètre, séparée du périnée par un orifice à loger la pulpe du petit doigt. Toute la peau réunie est amincie, mais offre une solidité suffisante.

La malade a une cystocèle et une rectocèle qui sont bridées par le périnée formé et par la languette antérieure. L'utérus, pendant que l'on fait tousser la malade, ne paraît pas à la vulve, et lorsque la malade ne fait pas d'effort, il est à 4 centimètres au-dessus de la vulve. Il n'y a pas de pertes blanches. La malade urine facilement. La malade se trouve très bien; elle fait son ménage et ses courses, mais elle ne se sent bien solide qu'avec la ceinture avec sous-cuisses et pelote périnéale. Cette pelote porte sur le périnée formé et ne cause pas d'irritation. La malade urine facilement et par jet. La femme S... ne peut pas porter de fardeaux, non qu'elle sente son utérus sortir, mais parce que sa jambe gauche, celle qui a été autrefois atteinte d'œdème, gonfle aussitôt qu'il y a un peu de fatigue.

La suture est amincie et peut se rompre un jour, lorsqu'il y aura un peu d'inflammation à la vulve ou à l'anus, mais le résultat obtenu encouragerait alors à faire une nouvelle suture.

Deuxième partie (recueillie par nous dans le service de M. Th. Anger).

Malgré l'usage de la ceinture avec sous-cuisses et pelote périnéale, la suture faiblit et le prolapsus se reproduisit ; d'abord peu accentué, il augmenta brusquement trois ans après l'opération, à l'occasion d'un violent effort, et égala alors le volume du poing. Depuis lors il s'est progressivement accru et atteint actuellement le volume d'une tête d'enfant. Depuis cinq ans la malade a renoncé à sa profession. C'est à cette même époque qu'elle fait remonter les troubles de la miction, qui est devenue fréquente et douloureuse, surtout à la fin ; les urines troubles renfermaient parfois des graviers. De temps à autre, élancements dans la tumeur. Mais jamais, à aucune époque de son existence, P... n'a rien éprouvé qui, de près ou de loin, ressemblât à des coliques néphrétiques ; elle ne présente aucun antécédent d'arthritisme.

Il y a six mois, les élancements que la malade ressentait par moments dans sa tumeur vulvaire sont devenus plus intenses et plus persistants ; pendant quelques jours, elle ne put rester ni assise ni couchée, tant les douleurs étaient vives. Après cette crise survint un écoulement sanguin par les « parties » ; il dura quinze jours et fut suivi d'une incontinence d'urine qui a persisté depuis. Il y a un mois, nouvelle crise de deux ou trois jours, à la suite de laquelle P... trouve un matin dans son lit, mêlé à de l'urine sanguinolente, un calcul du volume d'un œuf de poule qu'elle avait rendu spontanément pendant son sommeil. Le lendemain matin, au moment où elle se lève, un second calcul gros comme un marron tombe à terre, à son grand étonnement, car elle n'avait éprouvé aucune douleur. Les jours suivants, expulsion spontanée, dans les mêmes conditions, de deux nouveaux calculs de même volume que le précédent.

P... se décide à entrer à l'hôpital Cochin, le 5 mars 1884, service de M. Théophile Anger, salle Cochin, nº 15.

On constate l'existence d'une tumeur vulvaire du volume d'une tête d'enfant, piriforme, à grosse extrémité inférieure, formée par utérus et le vagin, descendus en totalité, des anses intestinales et une énorme cystocèle. La muqueuse vaginale qui recouvre la partie antérieure du prolapsus est rose, peu cutanisée, largement ulcérée par places et complètement dépourvue de plis ; lisse, polie, elle est en un point soulevée et tendue par l'aspérité d'un calcul qu'on sent nettement par la palpation. Ce mode d'exploration fait percevoir un bruit particulier produit par la collision de plusieurs pierres contenues dans la cystocèle. La pression au niveau du point saillant mentionné est extrêmement douloureuse, et la paroi vésico-vaginale est tellement amincie qu'une perforation semble imminente. A la partie supérieure et un peu latérale de la face antérieure du prolapsus, au niveau du pédicule, on découvre, sur la paroi vaginale descendue, en écartant légèrement les petites lèvres, une perforation vésico-vaginale, de la largeur d'une pièce de 1 franc superficiellement ; elle se termine en entonnoir du côté de la vessie ; ses bords sont irréguliers et déchiquetés. L'urine s'écoule constamment par cette fistule. C'est certainement par là que les calculs que nous présente la malade ont été expulsés. Deux ou trois jours, en effet, après son entrée, nous avons pu assister au rejet par cette voie d'une cinquième pierre, du volume d'une noix, à la suite d'une crise très douloureuse. La portion antérieure du prolapsus, formée par la cystocèle, comme le prouve le cathétérisme, est fluctuante en certains de ses points, très dure en d'autres. Une sonde, introduite dans la fistule et dirigée de haut en bas, montre que ces parties dures correspondent à des calculs, très étroitement bridés dans le diverticule vésical, et entre lesquels elle vient s'enclaver,

Il est impossible de recueillir une quantité suffisante d'urine pour se rendre compte de l'état de la vessie et du rein. L'état général n'est pas très bon, mais il n'existe pas de troubles digestifs ; la malade accuse bien des douleurs lombaires, mais elles ne paraissent pas augmentées par la pression, et on les attribue au prolapsus. Pas de fièvre.

Le 20 mars, M. Th. Anger fait la cystotomie ; une incision partant de la fistule divise de haut en bas la paroi vésico-vaginale sur la ligne médiane antérieure de la tumeur, dans l'étendue de 5 centimètres. On extrait assez péniblement, par cette voie, à l'aide du doigt et de tenettes, quatre calculs du volume d'un œuf à celui d'un marron, triangulaires, à larges facettes. Injection boriquée. Avivement de la fistule, qu'on réunit en même temps que l'incision par de nombreux points de suture. Une sonde à demeure, introduite par l'urèthre, draine la cystocèle.

Les suites de l'opération furent simples ; la plaie se réunit dans toute son étendue par première intention, et au huitième jour la guérison paraissait complète. Cependant les urines purulentes exhalant une odeur infecte, les douleurs lombaires, l'amaigrissement et la déperdition des forces, la teinte terreuse, la fièvre vespérale indiquaient que le rein s'était ressenti de l'intervention chirurgicale.

Le 25 avril, on trouve la malade comateuse et délirante, avec une dyspnée très marquée, sans signes physiques. Elle succombe le 26 avril.

Autopsie. — Après avoir décollé dans toute son étendue le péritoine pelvien, nous avons scié les branches horizontales et descendantes du pubis et sorti le tout avec le prolapsus. Il est aisé de voir, sur la pièce disséquée, tous les caractères classiques du prolapsus utérin. Nous n'y insisterons pas. Le bas-fond de la vessie et le trigone ont accompagné dans sa chute la paroi antérieure du vagin, de façon à constituer une poche diverticulaire qui paraît, à l'autopsie, peu volumineuse. Il semble qu'elle ne pourrait guère loger qu'une mandarine. A la partie postéro-supérieure de cette poche se trouve un orifice admettant le bout de l'index, et qui conduit dans la portion de vessie restée derrière le pubis, conformément à la règle. Cette dernière portion, restée en place, a le volume d'une noix et ne renferme aucun corps étranger. La vessie présente donc, dans son ensemble, la forme d'une gourde.

Les uretères s'ouvrent dans la cystocèle, qui est remplie d'urine purulente exhalant une odeur infecte.

Les parois vésicales sont épaissies, dures à la coupe. La muqueuse présente une coloration violacée très accentuée, et quelques cellules au fond desquelles se rencontrent deux ou trois petits graviers blanchâtres. Pas d'ulcérations. Les uretères, épaissis et légèrement dilatés, sont remplis de pus.

Les reins sont un peu plus volumineux qu'à l'état normal ; ils se décortiquent avec une grande facilité ; leur surface est inégale, parsemée de mamelons à contours irréguliers et de points isolés ou confluents, formant un relief appréciable, surtout au toucher, de coloration blanchâtre, tranchant sur le fond violacé du reste de l'organe.

A la coupe, il s'écoule une énorme quantité d'urine purulente ; le bassinet et les calices dilatés sont remplis de pus, et on y rencontre, çà et là, quelques graviers du volume d'un pois à celui d'une tête d'épingle, s'écrasant aisément ; ils sont blanchâtres, friables, et l'examen microscopique n'y révèle pas la présence de cristaux définis. La substance rénale est presque complètement détruite et infiltrée d'abcès miliaires. Les calculs, sortis spontanément ou retirés par la taille, sont au nombre de huit. Leur volume varie de celui d'un œuf à celui d'une noix ; ils pèsent 40, 45, 35 et 15 grammes (calculs spontanément expulsés par la fistule), 50, 45 et 30 grammes (calculs retirés par la taille).

Leur couleur est d'un blanc grisâtre ; ils sont lourds et d'une consistance dure, bien que s'effritant assez facilement sous l'influence des chocs ; l'ongle, en effet, ne les entame pas. Ils rendent un son clair à la percussion. Tous sont à facettes, et la plupart affectent la forme d'une pyramide triangulaire à angles émoussés ; les facettes sont larges, un peu concaves, lisses et polies par places.

L'un des calculs ayant été scié, on peut voir sur la coupe qu'il est formé de couches très régulièrement concentriques ; le centre est formé par un noyau qu'on fait sauter facilement avec la pointe d'un scalpel, et qui se présente sous la forme d'un pois, à contours très réguliers, dur, de coloration brune. Les couches dont est formé le calcul sont alternativement blanches et jaunâtres. La plus externe, épaisse d'un demi-centimètre, est absolument blanche.

L'analyse qualitative a donné les résultats suivants : phosphate de chaux, carbonate de chaux, phosphate d'ammoniaque, urate d'ammoniaque, urate de soude (traces), matières organiques.

On pourrait nous objecter que si la stagnation de l'urine et l'inflammation de la vessie, qui en est la conséquence, sont les causes de la formation des calculs dans les cystocèles, on ne s'explique pas bien, étant donnée la fréquence des chutes de l'utérus, que la complication calculeuse ne s'y rencontre pas plus souvent. Ceci m'amène à dire quelques mots de la fréquence de cette complication.

Les auteurs ne sont pas du même avis sur ce point. Nous avons vu déjà que, d'après l'article *Hernie de vessie*, de la *Bibliothèque du médecin praticien*, la pierre se rencontrerait *très souvent* dans les cystocèles.

Cruveilhier, dont l'autorité est grande en la matière, parlant des troubles de la miction déterminés par la cystocèle, ajoute : « *de là les calculs urinaires, qui sont si fréquents dans ces cas.* »

Pour Levret, ils sont assez fréquents ; pour Huguier et Goupil, pas très rares.

Au contraire, Gosselin, Leroy d'Etiolles et Dolbeau les considèrent comme tout à fait exceptionnels.

« Rarement, dit Leroy (1), la hernie de vessie se trouve compliquée de calculs, et ce n'est qu'un petit nombre de fois seulement qu'on a trouvé des pierres, soit dans la portion herniée de la vessie, soit dans l'autre partie de cet organe restée en place. En admettant que, dans mes recherches bibliographiques, un ou deux faits m'aient échappé, je n'en suis pas moins autorisé à conclure qu'une hernie de vessie compliquée de calculs est chose exceptionnelle, puisque dans des investigations qui portent sur plus de 100 volumes, on ne trouve en tout que 10 exemples de cystocèle vaginale renfermant des calculs. »

---

(1) *Loc. cit.*, p. 358 et 369.

J'ai montré, en traitant de l'historique, combien Leroy d'Etiolles était loin de compte. Avec 39 faits je ne puis souscrire à sa proposition, et je suis en droit de dire que, *sans paraître très commune, la complication calculeuse dans les procidences utérines et vésicales n'est pas aussi exceptionnelle que Leroy l'a dit et qu'on l'a répété depuis*. Il y a plus, nous ne sommes rien moins que persuadé qu'elle ne soit pas beaucoup plus fréquente que ne sembleraient l'indiquer nos recherches. Rappelons-nous combien les observations se sont multipliées à l'époque où l'on s'occupait de l'anatomie pathologique du prolapsus et de la cystocèle. On nous concédera aisément qu'aujourd'hui on ne se passionne plus guère pour ces questions, considérées comme jugées, et qu'il est rare, sauf dans quelques hôpitaux spéciaux, qu'on examine à l'amphithéâtre les vieilles procidences de l'utérus, lorsque l'attention n'a pas été attirée sur elles pendant la vie par quelque phénomène insolite. Or, dans 13 de nos cas l'autopsie seule a révélé l'existence des pierres restées absolument latentes. Nous ne donnons par conséquent la conclusion précédente sur la fréquence des calculs dans les cystocèles que comme provisoire : de nouvelles recherches sont indispensables à ce sujet, en clinique et à l'amphithéâtre, et je compte un jour les mener à bien. Donc, et c'est la première réponse que je fais à l'objection mentionnée plus haut, il n'est pas prouvé que les pierres soient aussi rares qu'on pourrait le croire, à ne consulter que la littérature chirurgicale.

On sait d'ailleurs, depuis longtemps, que la gêne de la miction, et par conséquent la stagnation urinaire et la cystite, n'existent pas toujours au même degré dans toutes les précipitations utérines.

Malgaigne note que, même dans la cystocèle compliquée de

chute de matrice, l'émission des urines n'est pas toujours difficile.

Verdier cite, de même, une femme de 70 ans, portant depuis trente ans une descente de matrice accompagnée de celle du vagin et de la vessie; et quoique le volume de la tumeur que cette descente formait au dehors approchât de celui de la tête d'un enfant, elle ne lui causait aucune incommodité, si ce n'est une difficulté d'uriner qu'elle éprouvait *quelquefois* (1).

Nous pourrions multiplier les faits du même genre.

Enfin dans certains cas le prolapsus, bien que très prononcé, est encore réductible, du moins momentanément; et, sous l'influence d'une réduction opérée par la malade ou le médecin, pour l'application d'un pessaire ou une tentative de cure radicale, on assiste à l'expulsion de graviers qui, s'ils étaient restés dans la vessie non réduite, auraient à la longue pris du volume et révélé leur présence, soit en clinique, soit à l'autopsie.

Reste la 3e hypothèse : des graviers venus du rein et tombés dans le diverticule vésical extra-pelvien n'ont-ils pu être le point de départ de la précipitation phosphatique ? Il est probable que dans certains cas les choses doivent se passer ainsi, mais nous manquons de documents suffisants pour écrire ce chapitre d'étiologie.

Nous voyons bien, dans l'observation de M. Raymond, que les calculs rendus par la malade, six ans auparavant, après la réduction d'une chute de matrice remontant à vingt ans, étaient jaunâtres et recouverts d'une couche de phosphates, tandis que ceux qu'on a rencontrés à l'autopsie sont brunâtres et formés d'acide urique pur. Mais, dans l'histoire clinique

---

(1) *Loc. cit.*

de cette femme, on ne signale à aucun moment le moindre symptôme de lithiase rénale, et les quelques graviers trouvés dans les loges rénales, ainsi que le sable fin de consistance crayeuse que contient l'uretère, peuvent très bien reconnaître pour cause la pyélonéphrite ascendante consécutive aux lésions vésicales. Nous avons déjà dit que telle avait été l'opinion de M. Charcot.

L'observation de Huguier, que nous résumons ci-dessous, nous paraît plus démonstrative.

Observation III (résumée).

Allongement hypertrophique de la portion sus-vaginale; rétroflexion; précipitation de la matrice; chute et renversement complet du vagin; métrorrhagies fréquentes et abondantes; ulcérations de la tumeur, qui ne peut être maintenue réduite; calcul vésical; accidents généraux; amputation du col; guérison; mort quatre mois après d'abcès dans les reins et de néphrite calculeuse (1).

Femme de 39 ans, cuisinière.

Il y a huit ans, après un deuxième accouchement au forceps, elle souffrit beaucoup de la vessie pendant dix ou douze jours. Elle urinait difficilement et avec beaucoup de douleurs. Les trois premiers jours, on fut obligé de la faire uriner ; elle se leva le 8e jour.

Depuis cet accouchement, elle conserva de la douleur derrière le pubis et dans les reins ; bientôt, sous l'influence de la fatigue et probablement de la parturition laborieuse qui avait eu lieu, des accidents se manifestèrent du côté du bassin. Il survint des besoins pressants d'uriner joints à une miction impossible, ou s'accompagnant de frissons, de tremblement, lorsque la malade voulait faire des efforts violents pour rendre ses urines. Celles-ci étaient souvent troubles, blanchâtres et laissaient déposer au fond du vase un sédiment d'un jaune grisâtre. Elles exhalaient une odeur désagréable peu de temps

(1) Huguier. *Mémoire sur l'allongement hypertrophique du col*, obs. 21, *loc. cit.*, p. 425.

après avoir été rendues. En même temps les douleurs des reins augmentaient. La femme éprouvait une sensation de pesanteur au périnée, et quelquefois la matrice se présentait à la vulve, mais elle pouvait rentrer facilement. Bientôt survinrent des hémorrhagies fréquentes et abondantes. Malgré tout, la malade continua à travailler. Aussi, petit à petit, le prolapsus devint de plus en plus complet. Il y a quatorze mois, cette femme se plaça comme bonne et dut frotter des parquets; la matrice sortit alors complètement, s'enflamma, devint douloureuse, s'ulcéra, et il ne fut plus possible de la faire rentrer; mais à partir de ce moment les accidents furent moins graves du côté des organes pelviens; la miction, la défécation devinrent plus faciles que quand l'utérus était engagé dans le détroit inférieur. La douleur au niveau des reins persista cependant et les urines continuèrent à être troubles, épaisses et souvent fétides.

Toutefois elle ne se soigne pas, et c'est pour une brûlure qu'elle entre à l'hôpital, où Huguier la décide à subir l'amputation du col de l'utérus, qu'il considère comme atteint d'allongement hypertrophique.

Quelque temps après son entrée à l'hôpital (le 10 décembre 1852), elle est prise de coliques, de douleurs violentes de chaque côté de la région lombaire; en même temps surviennent de fréquents besoins d'uriner, les urines sont troubles. Fièvre légère et diarrhée.

Ces accidents ayant disparu, Huguier ampute le col le 31 décembre 1852. Les suites de l'opération sont bonnes; la malade guérit de l'opération. Mais le 26 janvier 1853, vingt-sept jours après l'opération, surviennent de la fièvre et des douleurs dans les reins et le bas-ventre, derrière le pubis. Cependant le ventre n'est ni tuméfié, ni tendu. Au toucher, en avant, vers le bas-fond de la vessie et un peu sur les côtés, la pression, même légère, est douloureuse. Il est évident qu'il s'agit d'un accès de *coliques néphrétiques* semblable à ceux qu'elle avait eus auparavant, mais qui étaient moins bien caractérisés.

Morte le 13 mai dans le marasme.

Autopsie. — Toutes les altérations pathologiques existaient dans l'appareil urinaire et les troubles fonctionnels que, dès le principe, nous avions attribués à la chute de l'utérus, qui altère aussi, mais à un moindre degré, les fonctions urinaires, dépendaient de ces altérations. La vessie était hypertrophiée, petite, à parois épaisses; elle contenait une petite quantité d'urines purulentes et un *petit calcul irrégulier du volume d'un noyau de cerise*; la membrane muqueuse était d'un gris ardoisé. Les uretères étaient dilatés, leurs parois épaissies.

Les reins avaient un volume d'un grand tiers supérieur à celui de l'état normal. Ils étaient dilatés, bosselés, durs, ramollis dans certains points, fluctuants dans d'autres. Leur couleur était aussi très variée, ils étaient comme marbrés ; ici d'un rouge brun, là tout à fait noirs ; dans d'autres parties gris ou entièrement jaunes. Les bassinets dilatés étaient confondus par d'anciennes adhérences, par l'hypertrophie et l'induration du tissu cellulaire avec les artères et les veines émulgentes. La cavité des reins, dilatée en ampoule, irrégulière, cloisonnée, se continuait, sans ligne de démarcation, avec celle des uretères; elle était remplie de pus et d'urine. *Il y avait 2 calculs dans le rein droit et 3 dans le gauche* ; ils étaient d'une forme très irrégulière, et présentaient des renflements, des rétrécissements, et, çà et là, quelques points plus ou moins allongés.

Si nous eussions reconnu la maladie des reins avant l'opération, nous ne l'eussions pas pratiquée ; mais nous attribuâmes, avec la malade, les douleurs des lombes et les troubles fonctionnels des voies urinaires au prolapsus de l'utérus. La chute complète de la matrice et sa rétroflexion ont probablement été produites en partie par les efforts violents et réitérés que faisait la malade pour uriner.

Admettons que l'on n'ait pas opéré cette malade et qu'elle eût vécu quelque temps encore ; n'est-il pas évident que ce petit calcul, descendu du rein (où d'autres étaient encore en voie de formation) avait toutes les chances de devenir, grâce à l'addition des phosphates précipités sous l'influence de la cystite, un calcul volumineux ?

Telle nous paraît encore avoir été la marche de l'affection chez cette femme observée par Gendron qui, après avoir eu à plusieurs reprises pendant huit ans des attaques de coliques néphrétiques, expulsa par l'urèthre deux calculs pesant 50 et 52 grammes. Le centre de ces calculs était formé d'acide urique et d'urates et l'enveloppe de phosphate et de carbonate de chaux.

Il n'en reste pas moins établi que, dans la très grande majorité des cas, les calculs sont phosphatiques et développés consécutivement à la cystite qu'entraîne forcément à la longue la procidence vésicale.

SYMPTOMES ET DIAGNOSTIC.

Les calculs développés dans les cystocèles vaginales veulent être recherchés. Souvent, en effet, ils sont tout à fait latents, ou ne donnent lieu qu'à des symptômes banals qu'il est difficile de ne pas rapporter, à un examen superficiel, aux troubles fonctionnels ou à la cystite communément rencontrés dans les prolapsus un peu anciens de l'utérus et de la vessie. C'est ainsi que, dans 13 de nos cas, c'est l'autopsie seule qui a révélé l'existence des pierres. Et pourtant, dans une de ces observations, les calculs étaient au nombre de 150 (Durand-Fardel) ; dans le cas de Paget le calcul unique pesait 800 grammes.

Si, d'autre part, nous examinons les observations dans lesquelles le diagnostic a été porté pendant la vie, nous voyons que c'est très souvent par hasard que les calculs ont été trouvés, et que le chirurgien ne manque presque jamais de manifester l'étonnement que lui a causé cette découverte.

La tolérance de la vessie est ici vraiment extraordinaire ; les malades gardent leurs corps étrangers pendant des années sans songer à consulter un médecin. La malade de Blandin, par exemple, ne s'était jamais occupée de la procidence qu'elle portait depuis trente-deux ans ; elle venait à l'hôpital pour une maladie de poitrine. De même la femme opérée par Galabin, atteinte depuis dix-sept ans d'un prolapsus dans lequel on trouva 12 calculs volumineux accompagnés d'une cinquantaine de calculs plus petits, n'avait jamais éprouvé aucun symptôme qu'on pût rapporter à la vessie. Ce n'est que six mois avant son entrée à Guy's Hospital qu'elle avait commencé à avoir la nuit un peu d'incontinence d'urine.

Dans les faits de Rousset, Ruysch, Saviard, Gaubius, Barlow, Gendron, Birkett, Couper, Poland, Cowan et dans le nôtre, c'est entre sept ans et trente-deux ans après la première apparition du prolapsus que les malades se sont décidées à réclamer les secours du chirurgien.

Quels sont, dans ces cas, les phénomènes qui peuvent, avant tout examen local, faire soupçonner la présence des pierres dans le diverticule vésical?

En interrogeant le passé de la malade, on apprendra qu'elle a eu à diverses reprises, depuis l'apparition de la tumeur vulvaire, des accès de rétention d'urine (de Haen, Poland), qui peuvent s'expliquer de la façon suivante. Sous l'influence d'une cause variable (changement de position, tentatives de réduction, etc.), un calcul quitte le bas-fond et est projeté sur le col : il en résulte soit un arrêt brusque et momentané du jet de l'urine, soit une rétention plus ou moins complète qui peut durer quelques heures. Puis, ou bien le calcul retombe dans le cul-de-sac, ou bien il est expulsé par l'urèthre.

Ailleurs c'est pour de l'incontinence d'urine que le chirurgien sera consulté. Il faudra rechercher alors si elle est due simplement à l'irritabilité excessive de la vessie lorsqu'il existe une cystite intense sans calculs, ou à la dilatation du col vésical par un calcul en partie engagé dans l'urèthre (Colot). Parfois l'examen local fera découvrir une fistule vésico-vaginale consécutive à la perforation de la cloison par des calculs (Noreen, Couper, obs. personnelle). Toutefois la présence d'une fistule dans ces circonstances n'implique pas forcément l'existence de pierres, comme le prouve l'observation de Scanzoni.

Souvent nous trouvons noté dans les observations un troisième signe qui a une grande valeur au point de vue du diagnostic, c'est l'expulsion par l'urèthre, à diverses reprises, et parfois très longtemps avant que les malades aient songé à consulter, de graviers en nombre variable (de Haen, Gaubius, Barlow, Birkett, Couper, Raymond, Durand-Fardel). Dans quelques-uns de ces cas, cette expulsion a suivi immédiatement la réduction des organes herniés depuis nombre d'années.

Lorsque les calculs ne sont pas trop volumineux, ils peuvent être expulsés de la même façon (Cowan, Gendron). Cette expulsion est précédée ou accompagnée de douleurs très vives que les femmes comparent à celles de l'accouchement. Dans notre observation, c'est par la fistule que furent expulsés les calculs.

Mais les douleurs peuvent survenir en dehors de tout effort d'expulsion ; elles peuvent être continues, atroces, comme chez cette femme de Ruysch, qui eût préféré dix fois mourir plutôt que de les supporter plus longtemps. Ce symptôme doit attirer l'attention, car on a remarqué depuis longtemps que les procidences utérines vieilles et considérables sont rarement douloureuses, ou le sont infiniment moins que les premiers degrés de la cystocèle et du prolapsus de la matrice. Ruysch dit, en effet, que les plaintes de sa malade lui firent immédiatement soupçonner une complication, « car presque jamais les femmes ne souffrent ainsi de la seule chute de matrice ». Nous retrouvons ces douleurs violentes notées dans notre observation et dans celles de Colot, Tolet, Barlow, Ferra.

L'attention une fois attirée sur la cystocèle par les symptômes que nous venons d'indiquer, le diagnostic ne présente plus de difficulté. Mais nous avons montré plus haut combien les pierres, dans certains cas, pouvaient rester latentes. Il faudra donc, de parti pris, chaque fois qu'on rencontrera un prolapsus utérin volumineux et ancien, examiner la hernie vésicale.

Le toucher vaginal, dans les cas de cystocèle simple ou dans les prolapsus au début ; le palper de la tumeur, lorsqu'elle fait une forte saillie au dehors, permettront de reconnaître la présence des calculs au travers de la cloison vésico-vaginale. Lorsqu'il s'agit d'une grosse procidence, on sent, à la partie antérieure de la tumeur vulvaire, des corps de consistance dure, dont la collision détermine un bruit, un froissement caractéristique. Quelquefois la cystocèle semble ne contenir que de l'urine, tant elle est fluctuante, mais en déprimant la cloison on refoule le liquide et on ne tarde pas à arriver sur un plan résistant formé par les pierres. Cet examen de la procidence permettra encore de reconnaître, dans certains cas, l'existence d'une fistule vésico-vaginale par laquelle on arrivera aisément sur le corps étranger.

S'il n'existe pas de fistule, le diagnostic sera définitivement établi par le cathétérisme. On se servira d'une sonde métallique d'homme dont on dirigera la convexité vers le pubis et le bec en bas et en arrière ; cette précaution est indispensable, et c'est faute de l'avoir prise que Paget a pu laisser passer inaperçu le calcul de 800 grammes dont nous avons parlé plus haut. Si le cathétérisme laissait quelque doute, on n'hésiterait pas à dilater l'urèthre et à introduire le doigt dans la vessie, mais c'est là une manœuvre à laquelle on aura bien rarement l'occasion de recourir.

En résumé il suffit, pour diagnostiquer les calculs développés dans une cystocèle vaginale, de penser à la possibilité de cette complication.

La marche de l'affection est très lente ; les malades peuvent atteindre un âge très avancé. A la longue, la pyélo-néphrite s'établit, et c'est en général à elle qu'est due la terminaison fatale (obs. personnelle, Ferra-Blandin).

TRAITEMENT.

La conclusion des notions étiologiques qui précèdent est qu'il ne faut jamais négliger de maintenir réduite une cystocèle vaginale. Lorsque la réduction est impossible à faire ou à maintenir, le chirurgien doit, par tous les moyens qui sont en son pouvoir, s'opposer à la stagnation et à la décomposition de l'urine dans le cul-de-sac vésical. Ce traitement prophylactique vise d'ailleurs, en même temps que la complication calculeuse, la cystite chronique qui entraîne, à plus ou moins brève échéance, la pyélo-néphrite ascendante, cause la plus fréquente de la mort dans ces cas.

Mais que fera le chirurgien en présence du fait accompli, lorsque, chez une femme ayant depuis de longues années une cystocèle avec ou sans procidence de l'utérus, des calculs se seront formés dans la poche vésicale ?

Réduira-t-il d'abord la cystocèle pour extraire ensuite les calculs par l'urèthre avec ou sans broiement préalable ?

Aura-t-il d'emblée recours à la cystotomie ?

Ici comme ailleurs les avis sont partagés. Les uns tiennent pour la lithotritie, les autres pour la taille.

Désormeaux et P. Dubois, Gagnare, Boivin et Dugès, Dolbeau, Chauvel, Gosselin se prononcent hardiment en faveur de cette dernière.

« Nous avons signalé chez la femme, dit M. Chauvel (1), des conditions anatomiques spéciales qui, déformant la poche urinaire, gênent, même après une large ouverture, la recherche et la préhension des calculs. Chez les vieilles femmes, la vessie, entraînée par la paroi vaginale, forme, dans ce conduit, une véritable poche où les mors du lithotribe comme les valves des tenettes n'arrivent que difficilement. Reste il est vrai la ressource de faire soulever ou de soulever soi-même le calcul par le vagin. Pourtant dans ces conditions la cystotomie doit être préférée, car elle évite des recherches souvent infructueuses et des manœuvres dont la répétition n'est pas sans danger. »

D'autre part, l'auteur de l'article *Hernies de vessie*, de la Bibliothèque du médecin praticien (t. III, p. 446), dit à propos des cas qui nous occupent :

« La taille est alors plus facile encore qu'à l'état normal, aussi l'idée s'en est-elle d'abord présentée aux chirurgiens. Aujourd'hui, si les calculs étaient réductibles, si l'on pouvait les faire rentrer dans la vessie, il faudrait les réduire et pratiquer la lithotritie, plus innocente encore ici que la taille, et qui ne laisse pas comme elle le danger d'une fistule. »

Et ailleurs (t. I, p. 356), à l'article *Cystocèle inguinale*, nous lisons encore :

« Voilà le traitement (l'incision) qui, avant l'apparition de la lithotritie, était recommandé quand une pierre se trouvait dans une cystocèle. Maintenant, on peut se demander si ce qu'on défendait alors ne devrait pas être fait aujourd'hui, si

(1) Article Cystotomie du *Dictionnaire encyclopédique des Sc. méd.*

cela était possible, c'est-à-dire la réduction de la pierre. Ce serait une opération moins dangereuse, surtout si la pierre était petite, comme le suppose la possibilité de sa rentrée dans la vessie proprement dite. »

En faveur de la taille, les auteurs cités plus haut arguaient de son innocuité. « L'expérience a prouvé qu'on pouvait enlever les calculs sans danger par une incision directe. » (Boivin et Dugès.) — « M. Leroy fait remarquer avec beaucoup de justesse, dit Dolbeau, que toutes ces opérations sont bénignes, vu l'absence du péritoine dans les enveloppes de la hernie vésicale. »

Or, si nous consultons nos observations, nous voyons que sur les 10 cas où la cystotomie a été faite, il y a eu 2 morts, tandis que toutes les autres interventions (dilatation de l'urèthre, lithotritie après réduction, etc.) ont été suivies de succès.

La taille n'est donc pas aussi exempte de danger qu'on l'a dit. C'est qu'il faut tenir compte, ici comme ailleurs, des lésions rénales et de la poussée aiguë que peut déterminer l'opération, c'est-à-dire des complications qu'on redoutait autrefois à la suite de la lithotritie. La lithotritie, même après les récentes modifications qu'on y a apportées, et la taille peuvent, par conséquent, au point de vue de leur retentissement sur l'appareil urinaire, être renvoyées dos à dos. Voilà qui nous donne nos coudées plus franches et qui va nous permettre de choisir l'une ou l'autre pour notre plus grande commodité.

Plusieurs cas peuvent en effet se présenter.

1° On a affaire à une cystocèle au début ou à une cystocèle compliquant un ancien prolapsus mais réductible, qui renferme une ou plusieurs pierres de volume peu considérable.

Le plus souvent on pourra s'en tirer par l'extraction par l'urèthre, avec ou sans dilatation forcée, avec ou sans broiement préalable, suivant les cas (Saviard, Colot, Civiale, Fabri, Birkett-Roper, Cunningham (1). Parfois même, comme dans l'observation suivante de Schultze, la simple réduction suffira à amener l'expulsion spontanée des calculs.

Observation IV (2).

« Dans un cas de chute de matrice qui avait duré depuis vingt ans, j'ai trouvé 12 calculs à facettes du diamètre moyen de 1 centimètre qui, après la reposition, se placèrent sur le col de la vessie et qui furent évacués par le canal de l'urèthre en partie spontanément, en partie moyennant la pince. »

2° Si la cystocèle, bien que réductible, renferme une pierre très volumineuse ou un très grand nombre de calculs, ou si, quels que soient le nombre et le volume des calculs, elle est irréductible, on aura plutôt recours à la taille qui, dans ces cas, est très facile à mener à bien. C'est une opération de taille faite en dehors, la vessie sous la main, à laquelle Deschamps a donné le nom barbare de hypokystéo-kélétomie ou incision de la hernie de vessie au-dessous de l'arcade des pubis.

---

(1) L'observation de Cunningham (D.), intitulée *Procidentia uteri; replacement; removal of large calculus by forcible dilatation of urethra*, a été publiée dans le *Virginia M. Month.* (Richmond, 1879-80, VI, 211.)

J'ai également connaissance d'une autre observation américaine de Eyster: *Procidentia uteri; passage of numerous calculi of the bladder* (*Maryland M. J.* Balt., 1880-81, t. VII, p. 352).

C'est à dessein que j'avais différé de parler de ces deux cas qui font partie des 38 sur lesquels s'appuie ce mémoire. J'espérais avoir les observations *in extenso*; il m'a été définitivement impossible de me les procurer.

(2) B.-S. Schultze. *Traité des déviations utérines*, traduction P.-J. Hergott, p. 346. Paris, 1884.

La taille sera également préférée dans les cas qui, comme ceux de Noreen et le nôtre, sont déjà compliqués d'une fistule vésico-vaginale, à moins que la fistule ne soit assez grande pour permettre l'extraction du calcul sans incision (obs. de Couper).

L'opération consiste à inciser de haut en bas sur la ligne médiane, à 1 ou 2 centimètres au-dessous du méat urinaire, la paroi vésico-vaginale soulevée par un cathéter d'homme introduit dans la cystocèle. Par la boutonnière ainsi faite, ou par la fistule préexistante, on glisse le doigt, puis un bistouri boutonné, à l'aide duquel on prolonge l'incision vers l'extrémité inférieure de la tumeur, dans une étendue suffisante pour procurer un large accès dans la poche. Les calculs sont ensuite extraits à l'aide du doigt ou d'une tenette courbe.

Nous ne voyons aucun avantage à imiter la conduite de Blandin qui incisa d'abord l'urèthre, puis la paroi sous-jacente. Il nous paraît que ce procédé expose d'avantage à l'incontinence d'urine consécutive.

On peut voir, en consultant les observations (1), que le traitement consécutif à la taille diffère notablement dans chacune d'elles. Après examen, voici celui que nous proposons.

Si la vessie est saine ou peu malade et le prolapsus réductible, il y a avantage, semble-t-il, à faire immédiatement la suture, puis à réduire le prolapsus et à le maintenir réduit. Je sais que cette manière de faire, qui a été celle de Rousset, de Tolet, de Stöller et de Galabin, a été blâmée par M. Gosselin (rapport cité). « Ici, dit-il, une question se présente. Faut-il, une fois les calculs enlevés, réduire immédiatement, ou bien devra-t-on attendre que la plaie soit cicatrisée ? Ruysch

(1) Voir le tableau 2.

garde complètement le silence à cet égard ; il ne dit même pas si la malade a conservé le déplacement de l'utérus après la guérison de la plaie. Tolet, au contraire, a réduit immédiatement et a maintenu la réduction au moyen d'un appareil agissant à la manière d'un pessaire. Quant à M. Blandin, il se proposait de suivre la même conduite, mais le volume encore plus considérable de la tumeur après l'opération ne lui a pas permis d'y songer ; il eût essayé plus tard si la malade avait guéri. Malgré le beau succès de Tolet, je vois à la réduction immédiate, en l'admettant comme possible, outre les pressions qu'il faudra exercer pour l'opérer, l'inconvénient de placer dans le vagin des corps étrangers qui, utiles pour maintenir cette réduction, seront une cause d'inflammation intense, favorisant peut-être la formation d'une fistule vésico-vaginale. J'aimerais mieux laisser tout en place et ne réduire que plus tard. Cependant je ne dissimule pas que, si l'on jugeait à propos de laisser une sonde à demeure dans la vessie, on éprouverait peut-être plus d'obstacles à la placer convenablement que si la matrice était rentrée. Mais c'est à l'expérience seule qu'il appartient de décider complètement ce point de pratique. »

Je suis persuadé que si M. Gosselin avait, à l'heure actuelle, à récrire ce chapitre de thérapeutique, il s'occuperait beaucoup moins de la présence dans le vagin d'un corps étranger que de la stagnation au voisinage de la plaie vésico-vaginale réunie d'une certaine quantité d'urine septique. Il est beaucoup plus facile, en effet, de faire à l'aide de gaze phéniquée ou iodoformée un tampon antiseptique et, par suite, non irritant, que de drainer efficacement la poche vésicale. Aussi croyons-nous que chaque fois que la réduction sera possible elle devra être faite ; il sera alors très facile de drainer la vessie.

Tout autre serait notre conduite dans le cas où la procidence utéro-vésicale étant irréductible, la vessie serait le siège d'une cystite chronique intense.

Ici, nous ne tenterions pas la réunion immédiate de la plaie vésico-vaginale ; les pierres une fois extraites, nous provoquerions la formation de la fistule que nous entretiendrions, suivant la méthode américaine, jusqu'à guérison de la cystite. Plus tard, nous traiterions la fistule et le prolapsus.

PIÈCES JUSTIFICATIVES

I.

Observation de Rousset.

Hanc historiam placet hic attexere, quæ sectioni vesicali supra ejus collum factæ favens, eadem opera pro calculi vesicalis extractione hypogastrica facit.

Catharina Biard, vidua Mathurini Serre, domini hospitii dicti *les verds gallands*, in Blesiæ suburbio dicto Bourgneuf, sexaginta sex annorum per 20 annos tam aegre, et duriter cacaturiebat, ut saepe toto mense adstricta, nec sumptis ore catharticis quicquam proficiens, solo enematum usu demissis stercoribus verissimos calculos, instar avellanae, aut juglandis podice egeret. Accidit tandem ut vasto, et duriore quam per ascitem aut tympanitem tumore in speciem prope scirrhoso turgescens, mirata sit per pudenda massam indigestam sibi devolvi; cui malo pro matrice præcipitata accepto, ea fieri quæ ad uteros prolapsos faciunt cum medicus jussisset, nec hilum ea profecissent, convocatis secum chirurgis Carlomagno et Jacobo Bellaiis communi sententia agnoverunt eam massam spissam, rubentem, carniformem, duobus pugnis majorem, inæqualiter duram; dumque tractaretur collisionis sonum auribus referentem esse vesicæ calculis oppletæ corpus internum, pondere calculorum eo depressum, laxatis scilicet ab eo fasce membranis, quibus ossi pectinis adnectitur, adducta secum colli uterini parte non exigua. Sic igitur cum affecta parte cognito etiam affectu, ducta satis lata incisione in ipso vesicæ pendentis corpore, undecim calculi inde exempti sunt, triangulares omnes, quorum nonnulli parvas pilas palmarias, quidam castaneas magnas et mediocres æquabant cum numerosis arenis, quos omnes vidi, et tractavi; sic igitur repulsa cum utero vesica quo mense toto decubuit sede sua constitit. Surgenti autem relapsa est; nempe laxari jamdudum consuetis ejus appendiculis, et solito stercorum durissimorum pondere pessum euntibus. Atqui vel sic habita non segniter tamen negotia domestica hospitalaris per quinquennium postea versabat, subligaculo ad id idoneo utens.

Hinc vides (lector) diu ante casum vesice ex ejusdem corpore pertuso calculos solitos fuisse transpenetrare in intestinum princeps, qui uno cum scibalis dejiciebantur. Post lapsum vero idem corpus internum, sectum fuisse antrorsum, sic ut undecim calculi quos diu tractavi eo orificio exempti fuerint Jam mihi hoc considera. Id si patitur vesica etiam parte sui interna vel foras usque propendente, quid non sperabit eadem sana à bene administrata sectione vesicali hypogastrica, vel uterus ipse ab incisione cæsarea?

J. Lane (de Saint-Mary's hospital). *Lithotomy in the female. The Lancet*, janvier 1863, p. 34.

« Un chirurgien français, du nom de Rousset, passe pour avoir fait le premier la taille vésico-vaginale dans un cas où la vessie, poussant devant elle la paroi supérieure du vagin, faisait saillie à la vulve. Fabrice de Hilden suivant l'exemple de Rousset, etc. »

J.-H. Aveling. *On vaginal lithotomy. In Trans. of the obst. Soc. of London*, vol. V, 1863, p. 2.

« La taille vaginale fut mise pour la première fois en pratique dans la dernière moitié du XVIe siècle par Rousset, qui incisa la vessie prolabée d'une femme âgée de 68 ans et en retira onze pierres, etc.... »

Chauvel. Art. CYSTOTOMIE, du *Dict. de méd. et de chir. prat.*, t. XXV, 1re série, p. 114.

« L'extraction par le vagin de calculs contenus dans la vessie de la femme fut imaginée par Rousset, qui pratiquait une incision sur le bas-fond vésical déprimé dans le vagin. »

L. Voillemier et A. Le Dentu. *Traité des maladies des voies urinaires*, t. II, p. 669. Paris, 1881.

« Le célèbre Rousset semble être le premier qui ait eu l'idée de diviser la paroi vésico-vaginale pour pénétrer dans la vessie. Chez une femme affectée d'un prolapsus de cet organe, il retira, au moyen de cette opération, onze calculs, dont plusieurs avaient le volume de grosses châtaignes..... Mais Rousset n'a rapporté ce fait que pour combattre l'opinion des anciens, qui considéraient comme mortelles les blessures du corps de la vessie, et comme un argument en faveur de sa taille hypogastrique. »

Bouilly. Art. TAILLE, du *Dict. de méd. et de chir. prat.*, t. XXXV, p. 99, 1883.

« Imaginée par Rousset, proposée par Fabrice de Hilden, etc., la taille vaginale.... »

II.

OBSERVATION DE RUYSCH.

Mirabilis calculorum sectio in octogenaria.

Inter omnes corporis affectus, qui hominem misere infestare solent, haud infimum locum obtinet calculus vesicæ. Hoc malum, quantum vis in Batavia nostra admodum frequens, rarissimo et inaudito tamen modo sese nobis nuper obtulit in octogenaria, præ dolore admodum emaciata, et a viginti annis propendentiam uteri perpessa, cum intolerabili mingendi difficultate et cruciatibus, ita ut ægra emori maluerit decies, quam hoc diutius perpeti, præsertim postremis duobus annis.

Tandem mense Majo, anni 1681, me vocari jussit, de uteri propendentia, et mingendi difficultate conquerens. Mirabar vetulæ querelas quoniam nunquam a solo uteri prolapsu ita dolere solent muldieres, verendumque esse adjeci, aliquid mali, præter uteri prolapsum, hactemus in alta nocte latuisse.

Hisce auditis, misera visum et ulteriorem explorationem (sine quibus nil certi asseverari poterat de absconditi morbi essentia) non renuit, ostendit que mihi uteri, justo paulo majoris, prolapsum, eadem forma et magnitudine, qua illum expressit sculptor. Palpitando hunc uterum, calculos sentire putabam, nec fefellit! Quamvis circa calculorum formam deceptus : videbantur enim tenuiores laminæ calculosæ (Belgice Leyen), quî post incisionem reperti sunt angulosi et crassi, ut ex annexa figura liquet. Non autem interim certe determinare poteram utrum locum haberent dicti calculi in ipsa uteri cavitate, an vero inter ejus membranas, vel in aliqua vesicæ portione. Videbantur quidem uteri locum occupare, qui totus, quantus (ut figura 3 (pl. 1) demonstrat) e corpore propendebat, sine ulla vesicæ portione (ut nobis videbatur). Hisce visis et exploratis, calculorum exsectionem proposui : accersuntur magistri, Petrus Adriani filius et Andreas Bœkelmannus, de re chirurgica bene meriti, qui eandem quoque operationem commendabant, proximo die instituendam. Operationem in sequentem diem dilatam iri misera illa vetula audiens, lamentari cœpit exclamans : O ! me miseram, non reversuri estis, relinquetis me, etc. Quibus querelis permoti, illico operationem instituimus, sola incisione, secundum uteri propendentis longitudinem, extraximusque momenti temporis spatio, calculos quadraginta et duos, partim instrumentis, partim solis digitis, quorum magnitudinem et formam videtis (pl. 2, fig. 1).

In hac operatione non admodum doluit ægra, eaque peracta, et hoc onere exonerata, atroces illico evanuere dolores, quos tot annis passa fuerat, et satis commode vivere cœpit. In ipsa sectione, præter guttulas sanguinis, aliquid liquoris promanabat e vulnere, unde suspicabantur, vesicam quoque esse in procinctu ; nec falso, nam sequenti die hoc penitius investigantes, et siphonis ope liquorem per meatum urinarium injicientes, eum vulnere exire reperimus ; quod, ut et lotium sequentibus diebus per vulnus stillans, nobis manifestavit, calculos dictos vesicæ portioni simul cum uteri mole prolapsæ, inhæsisse.

Hoc urinæ stillicidium haud exiguo nobis fuit obstaculo in vulneris curatione : quæ tamen (gratiæ Deo ter opt. max.) brevi peracta fuit, sequenti methodo.

Aliquot diebus post Balsamo Arcæi illitum vulnus ; labia ejus arctissime adducta sunt emplatro diapdalmo, laulillum terebenthinæ, ut magis adhæreret, recipiente; quod emplastrum sciisum fuit, superimpositis spleniis et ligatura convenienti.

Quum autem hic faciendi modus expectationi non satisfaceret, propter urinæ stillicidum continuum et emplastri relaxationem, loco emplastri excogitavit magister Bœkelmannus annulum e plumbo, cujus extremitates recurvatæ attrahebantur filo, ut ex annexa figura 2 (pl. 2) liquet, unde labia vulneris tam arcte claudebantur, ut nihil urinæ amplius stillaret, et sic intra triduum conglutinaretur vulnus.

In hoc affectu nonnulla consideranda, imo miranda occurrunt.

I. — Uterum e corpore propendentem secum rapuisse tantam vesicæ portionem; quod rarissime (si unquam) antehac visum est, quantumvis partes sint circa oscula continuæ.

Crediderim hoc in illa vetula accidisse, propter difficultatem mingendi, a calculorum copia ortam, unde conatus urinam reddendi fuere continui, et quidem tanti, ut per cohæsionem dictam impediri non potuerit.

II. — Quod moles e corpore propendens et nil præter uterum mentiens ob calculorum magnitudinem et numerum, nullam inæqualitatem, nec aliam formam sit adepta; superficies enim admodum erat æqualis et figura uteri naturalis : vide fig. 3 (pl. 1).

III. — Admirationi est, calculos omnes eadem ferè obtinere formam, et adeo æquales esse superficiæ, ac si essent planati, ut fig. 1 (pl. 2) repræsentat.

IV. — Vulnus ad consolidationem pervenisse, quamvis parti vesicæ membranosæ inflictum, per quod urina assiduo stillabat.

V. — Considerandum est, non omnes calculos in illa vesicæ portione, quæ uterum investiens simul e corpore propendebat, hæsisse; non enim satis ampla, ratione magnitudinis et numeri calculorum, sed nonnulos in ipsa operatione ab altiori et profundiori vesicæ parte descendisse, dubitandum non est.

VI. — Inauditam lithotomiam, in muliere adeo annosa, cum tanto successu esse institutam; in mulieribus calculi dilatatione urethræ quidem extrahuntur, ast perquam rarum est, sectione vesicæ idem perfici.

III.

Observation de White.

Prolapsus de l'utérus et de la vessie, avec une pierre dans la vessie, par Thomas White, M. D. of Manchester, communiquée, par le Dr Hunter, le 1er mai 1762. *Society of physicians in London.*

Ann. Tongue, domestique, 25 ans, vient me consulter pour un prolapsus de l'utérus dont elle est affligée depuis six ans, et dont elle fait remonter la première apparition à une chute qu'elle fit dans la rue. Peu prononcé au début, il avait, à l'époque où je l'examinai, acquis un volume considérable et l'avait forcée à abandonner sa profession..... C'était bien un vrai prolapsus de l'utérus et non pas une chute du vagin, seule affection souvent confondue avec la précédente. Son extrémité inférieure se trouvait à 7 ou 8 pouces au-dessous de la vulve ; il avait une forme ovoïde et était renflé à sa partie supérieure, tandis que son extrémité libre se terminait en pointe. On apercevait au niveau de cette dernière le museau de tanche par lequel les règles avaient eu leur écoulement régulier jusqu'à un mois avant que je la visse. Au toucher, la tumeur donnait la sensation de l'œdème.

Je constatai bientôt qu'il était impossible de réduire le prolapsus à cause du rétrécissement de la vulve qui s'opposait au passage d'une masse aussi volumineuse et des douleurs excessives que paraissaient causer à la pauvre créature la palpation de la tumeur. Je renonçai à la réduction et je cherchai à amener, par des applications externes, une diminution de volume du prolapsus. Je n'obtins que la cicatrisation des ulcérations produites par l'écoulement involontaire de l'urine.

Les plaintes de la malade allèrent en augmentant. Bientôt survint une diarrhée qui mit un terme à ses souffrances. Il est à remarquer que, jusqu'au dernier jour, la tumeur ne présenta aucune tendance à la mortification.

J'obtins l'autorisation de faire l'autopsie.....

Le méat urinaire, qui se trouvait à la partie supérieure de la tumeur, était tellement ulcéré que je pus aisément y introduire mon doigt et sentir l'extrémité d'une pierre pointue. J'agrandis l'ouverture avec une paire de ciseaux et je retirai le calcul. Il avait la forme d'une cornue dont le col aurait répondu au col de la vessie. La dissection me montra que le vagin inversé formait la paroi externe de la tumeur. Le fond de la vessie, sous l'influence du poids de la pierre, avait été entraîné en bas et avec lui le corps de l'utérus, les trompes de Fallope, les ovaires, les ligaments larges, une partie des ligaments ronds et les uretères. C'était tout cela qui constituait la tumeur.

IV.

Les fig. 1 et 2 de la planche I représentent les deux calculs retirés, par Steigerthal, d'une cystocèle compliquant une procidence de l'utérus, dont il est question à la page 23 et qui appartiennent au musée de Hunter.

TABLE DES MATIÈRES.

Paris. — Typographie A. PARENT, A. DAVY, successeur,
52, rue Madame et rue Corneille, 3.

Tableau 1.

Nom de l'Auteur	Nombre de Calculs	Volume et poids des Calculs.	Variété du prolapsus.	Age du prolapsus	Etat habituel du prolapsus.	Age de la malade.
Durand-Fardel	150.	Volume variant de celui d'un grain de millet à celui d'une noisette.	Procidence de l'utérus et de la vessie du volume du poing.	Non indiqué	"	70 ans
Galabin	62 plus une quantité de sable fin	Poids total 8 onces 8 quarterons. Dimensions du plus gros 1/2, 1/4, 1 pouces.	id	17 ans	Non réduit depuis 10 ans	61 ans
Kuyock.	42	Les 5 plus gros ont le volume d'une noix. les 10 plus petits celui d'un pois. le reste celui d'une noisette.	id	20 ans	"	80 ans
Birkett.	14	Expulsés spontanément par l'urèthre	Prolapsus de l'utérus et de la vessie	7 ans	"	45 ans
Schultze	12	Du diamètre moyen de 1 cent.	Chute de matrice.	20 ans		
Rousset.	11	Volume variant de celui d'une balle de paulme à celui d'une châtaigne	Procidence de l'utérus et de la vessie plus grosse que 2 poings	20 ans	Irréductible	66 ans.
Barlow.	10	Hauteur et base de chaque 3/4 de pouce	Procidence de l'utérus et de la vessie du volume d'un melon.	32 ans	Irréductible depuis 25 ans	52 ans
Th. Anger.	9	Volume variant de celui d'un œuf de poule à celui d'une noix. Poids 50, 45, 45, 40, 35, 31, 30 et 15 grammes	Procidence de l'utérus et de la vessie du volume d'une tête de fœtus à terme.	32 ans.	Non réduite depuis 6 ans	68 ans
Poland	9	Volume variant de celui d'un pois à celui d'une aveline pesant en tout 596 grains.	Prolapsus de l'utérus descendant à 2 pouces au dessous de la vulve.	27 ans	"	57 ans
Toles	6	Pesant ensemble deux onces et 4 drachmes, le plus gros pesait 1/2 once, le plus petit avait le volume d'une aveline.	Procidence de l'utérus et de la vessie du volume d'un petit melon	Invétérée	"	70 ans
Gaubins	4 plus une grande quantité de matières sablonneuses et graveleuses	2 pesant 6 gros	Chute de matrice de 7 pouces de long sur 13 de circonférence	12 ans	Irréductible depuis 5 ans	28 ans
Fabbri	5	Extraits par l'urèthre	Cystocèle vaginale	"	"	"
Köller	6	Pesant ensemble 7 onces et 5 drachmes.	Prolapsus utérin extraordinairement développé	"	"	"
Stöller	3	"	Prolapsus du vagin et de la vessie	"	"	"
Morel-Lavallée	Plusieurs calculs (non comptés)	"	Chute de matrice et de vessie du volume d'une tête de fœtus	"	"	"
R. Barnes.	des calculs	"	Procidence complète avec renversement du vagin	"	"	"
Gendron.	2	L'un pèse 52 grammes et mesure 5 centim de long à sa base 5 centimètres de haut, 3 centimètres d'épaisseur, 13 centim. de circonférence. L'autre pèse 50 grammes.	Abaissement considérable de l'utérus et cystocèle vaginale	8 ans.	"	65 ans
Steigerthal.	2	Gros comme des marrons	Prolapsus du vagin et de la vessie	"	"	"
Cloquet	2	Gros comme des avelines.	Renversement complet du vagin et de l'utérus. Cystocèle et rectocèle.	"	"	80 ans
de Haen	2	Gros comme des pois	Cystocèle	Environ 6 ans 1/2	"	"
Saviard	1	Très grosse.	Descente de matrice de la grosseur d'un moyen melon.	12 ans	Jamais réduite	25 ans
Colot	1	Monstrueuse	Descente de matrice du volume de la tête d'un petit enfant	9 ans	"	78 ans
de Verney.	1	De volume assez considérable	Chute du vagin de la matrice et de la vessie des plus considérables	"	"	"
Gagnare.	1	Pesant 2 onces	Précipitation de matrice avec renversement du vagin du volume d'une tête d'enfant.	26 ans	Jamais réduite	62 ans
Cruveilhier	1	Du volume d'un œuf de poule	Procidence de l'utérus du volume du poing	"	"	Femme de la Salpêtrière
id	1 et plusieurs petits	Volumineux	Procidence de l'utérus	"	"	id
Huguier.	1	Du volume d'un noyau de cerise	Précipitation de la matrice, chute et renversement de la vessie et du vagin du volume d'une tête de fœtus à terme.	Environ 8 ans	Irréductible depuis 14 mois	39 ans
Civiale	1	Petite	Cystocèle simple	"	"	"
Couper.	1	Pesant 700 grains et mesurant 2 pouces sur 1 1/2	Prolapsus de l'utérus et cystocèle	16 ans	Réduit seulement d'une façon intermittente depuis 7 ans.	51 ans.
White.	1	"	Prolapsus de l'utérus descendant à 7 ou 8 pouces au dessous de la vulve	6 ans	Irréductible	25 ans
Pagès.	1 et d'innombrables petits	800 grammes	Prolapsus de l'utérus du volume d'une tête de nouveau-né	Nombre d'années	"	47 ans
Moreeno.	1	Plus gros qu'un œuf de poule	Cystocèle du volume d'une pomme	Depuis quelques années	"	36 ans
Terra-Blandin	Masse énorme de calculs mous et blanchâtres	Quelques calculs du volume d'une petite noix, le tout remplissait presque une palette à saignée.	Procidence de l'utérus et de la vessie du volume d'une tête de fœtus à terme.	20 ans	Jamais réduit	51 ans
Cowan	"	"	"	10 ans	Irréductible	Vieille femme
Boivin et Dugès.	Un certain nombre de graviers.		Précipitation de l'utérus ayant le volume d'une petite tête de fœtus à terme.	10 ans	Non réduit	50 ans

Planche

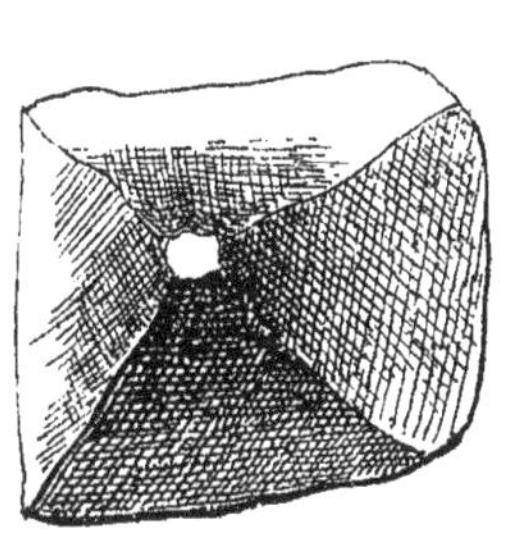

Fig. 1.

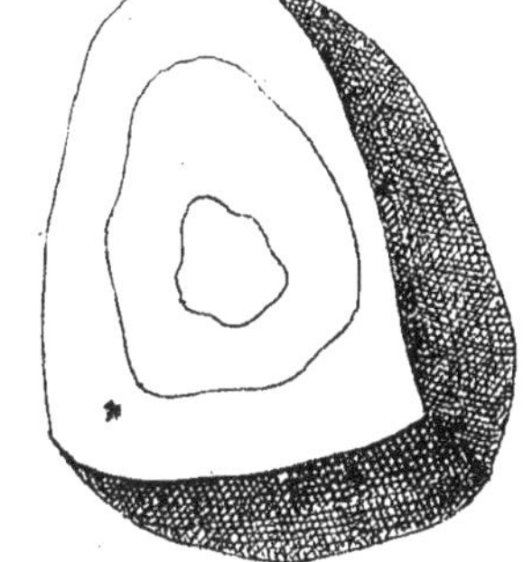

Fig. 2.

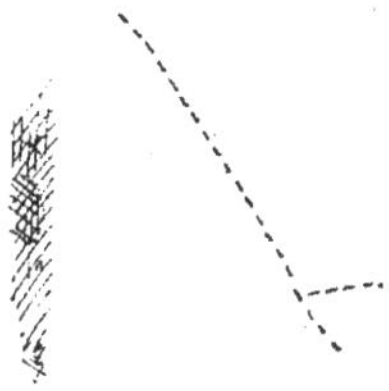

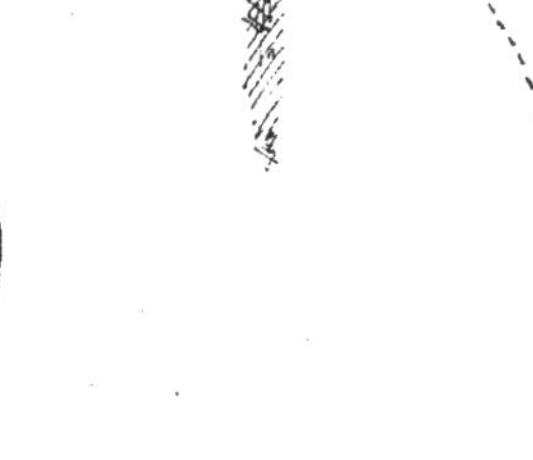

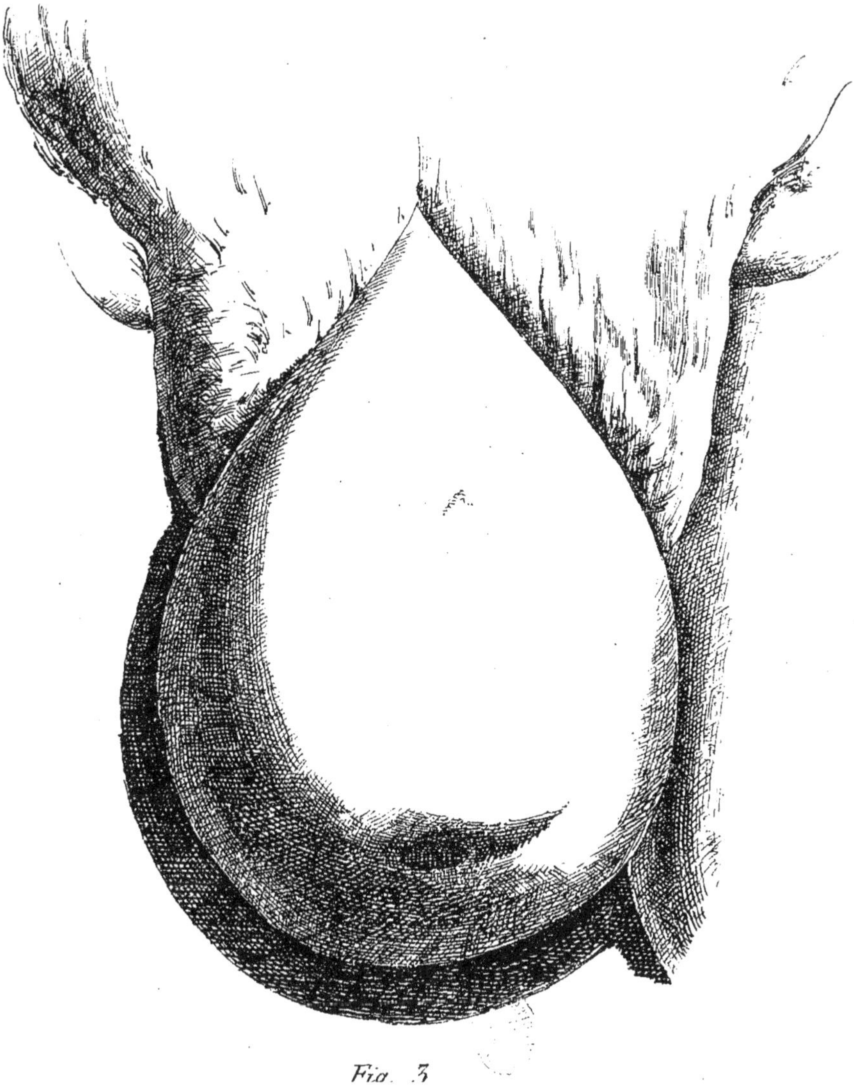

Fig. 3

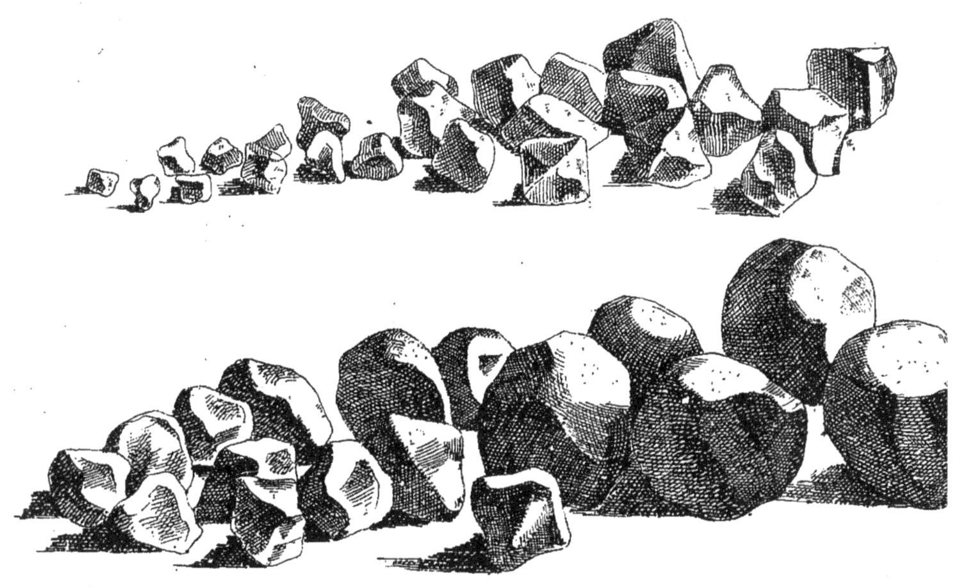

Fig. 1.

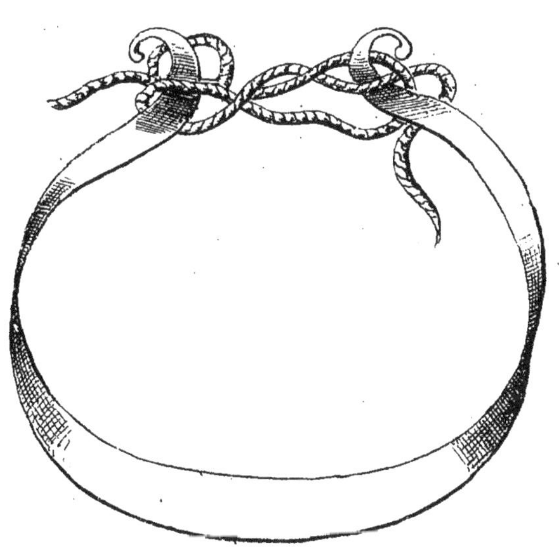

Fig. 2.

Tableau 2.

	Nom de l'Auteur	Age de la maladie	Age du prolapsus	Variété et volume du prolapsus.	Nombre et volume des Calculs.	Manuel opératoire	Traitement consécutif	Résultat.
1	Noreen	36 ans	"	Cystocèle simple du volume d'une pomme	1 plus gros qu'un oeuf de poule.	Extraction du calcul par la fistule préexistante débridée	Ni réduction ni suture.	Guérison dès le 2e jour l'urine s'écoule par l'urèthre. La malade a depuis lors accouché heureusement de 4 enfants.
2	Barlovo	52 ans	32 ans	Procidence de l'utérus et de la vessie du volume d'un melon	10 gros comme des noix	Incision sur la ligne médiane antérieure de la procidence	Pas de réduction Canule à demeure maintenue dans la plaie jusqu'au 8e jour	Guérison spontanée de la fistule au bout de 2 mois. La guérison s'est maintenue longtemps.
3	Terra. Blandin	51 ans	22 ans	Procidence de l'utérus et de la vessie du volume d'une tête de foetus à terme.	Masse énorme de calculs mous et blanchâtres emplissant presque une palette à saignée.	Incision de haut en bas (sur une sonde cannelée introduite par l'urèthre) de la vessie et de la paroi vaginale dans une étendue de 3 centimètres	Ni réduction ni suture	Morte le 5e jour Pyohémie.
4	Couper	51 ans	16 ans	Prolapsus de l'utérus et cystocèle	1 de 700 grains	Extraction par la fistule préexistante sans débridement	Ni réduction ni suture. Deux opérations pour guérir la fistule 3 semaines et 6 mois après	Guérison qui se maintient encore deux ans après l'opération.
5	Ruysch	80 ans	20 ans	Procidence de l'utérus et de la vessie du volume d'une tête de foetus à terme	42 Volume variant de celui d'une noix à celui d'une noisette.	Incision sur la ligne médiane antre de la procidence	Pas de réduction 4.5 jours après Ruysch essaie de rapprocher les lèvres de l'incision avec un emplâtre, il échoue. La fistule est alors guérie en 8 jours à l'aide d'une suture sèche faite avec un anneau de plomb.	Guérison (sans détails)
6	Th. Anger	68 ans	32 ans	Procidence de l'utérus et de la vessie du volume d'une tête de foetus à terme.	5 du volume d'un marron	Extraction par la fistule préexistante largement débridée	Pas de réduction suture après avivement des lèvres de la fistule. Sonde à demeure Lavages boriqués. Réunion par 1re intention	Morte 2 mois après de pyélo-néphrite.
7	Rousset	66 ans	20 ans	Procidence de l'utérus et de la vessie plus grosse que deux poings.	11 Volume variant de celui d'une balle de paulme à celui d'une châtaigne	Incision sur la ligne médiane antérieure de la procidence	Réduction immédiate Plaie laissée béante	Guérison (sans détails)
8	Tolet	70 ans	Invétéré	Procidence de l'utérus et de la vessie du volume d'un petit melon.	6 pesant ensemble 2 onces et 4 drachmes le plus gros pesait 1/2 once le plus petit avait le volume d'une aveline.	id.	Réduction de la procidence qui est maintenue à l'aide d'un tampon	Guérison en 8 jours
9	Höller	"	"	Prolapsus du vagin et de la vessie	3	id.	Réduction du prolapsus qui est maintenu par un bandage en T	"
10	Galabin	61 ans	17 ans	Procidence complète de l'utérus et de la vessie.	12 gros et environ 60 petits pesant en tout 8 onces 3/4.	Incision sur la ligne médiane antre	Réduction de la masse procidente avec difficulté après suture de la plaie au crin de Florence. Réunion 10 jours après.	Guérison. Le prolapsus reste réduit.

www.ingramcontent.com/pod-product-compliance
Ingram Content Group UK Ltd.
Pitfield, Milton Keynes, MK11 3LW, UK
UKHW020940180726
13838UKWH00003B/1055